For at opnå størst effektivitet, kræver yogastillingerne (asana'erne), som er beskrevet og illustreret i Irash Satva Yoga, omkring 2 timers lydeliksir. Lydeliksirerne er gratis ved køb af bogen. For at anskaffe dig en kopi af denne musik har du to muligheder:

A. Du kan downloade musikken på www.yogaofillumination.com

B. For at få de fysiske CD'er kan du enten:

    a. Sende en email til ronni@almine.net og angive dit navn og email adresse.

    b. Ringe på +45 4140 5019 eller +1 614-354-2071.

For at opnå det bedste resultat af denne yogaform, anbefales det at du bruger minimum 15 minutter på at meditere på et vers fra drømmepoesien, sammen med en lydeliksir, inden du går i gang med selve yogaen.

IRASH SATVA YOGA

Genskabelsen af overflod i livet

Almine

Yogaen der åbner portene til en
overflod af ressourcer

Udgivet af Spiritual Journeys LLC

Copyright 2012
MAB 998 Megatrust

Af:
Almine
Spiritual Journeys LLC
P.O. Box 300
Newport Oregon 97365

www.spiritualjourneys.com
www.almine.dk

Forside illustrering af Dorian Dyer
www.visionheartart.com

Oversættelse af Ronni Naggar
Forside layout af Rogier Chardet
Layout af Ariel Frailich

Produceret i USA

ISBN 978-1-936926-42-8 (Fysisk udgave)
ISBN 978-1-936926-43-5 (Adobe Reader)

Indhold

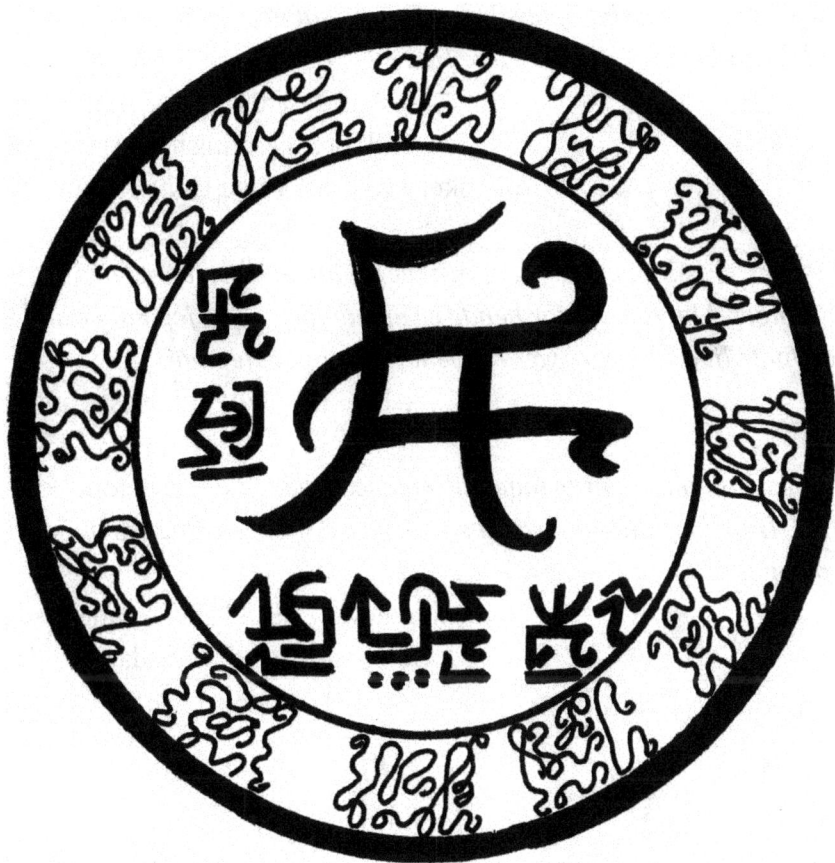

Irash Satva Yoga
Livets Sang Yoga

"Hvilken uvurderlig oplevelse at få lov til at få et glimt ind i et af vor tids mest bemærkelsesværdige liv..."

—Ambassadør Armen Sarkissian,
Tidl. premierminister i Armenien,
Astrofysiker ved Cambridge Universitet, U.K.

"Jeg er virkelig imponeret af Almine og integriteten af hendes åbenbaringer. Min respekt for hende er umådelig stor og jeg håber andre vil finde lige så meget værdi i hendes lære som jeg har."

—Dr. Fred Bell, tidl. Nasa forsker

"Informationen hun bringer til menneskeheden er af højeste klarhed. Hun har fuldt ud fortjent sin anseelse som den ledende mystiker af vor tid."

—Zbigniew Ostas, Ph.D. i kvantefysik,
Somatid Biologi, Canada og Polen

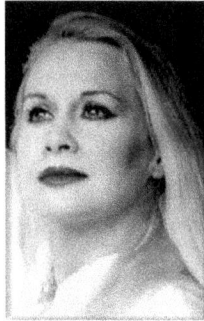

Om forfatteren

Almine er bredt anerkendt som vor tids førende mystiker. Forfatter til 11 bøger og skaberen af den globalt anerkendte healingsform Belvaspata. Hun deler dagligt sin visdom med et hastigt voksende verdensomspændende publikum. (Se www.almine.dk, www.facebook.com/SeersWisdom og www.twitter.com/alminevisdom). Hendes dybe visdom og enestående inter-dimensionelle evner er blevet hyldet af både forskere og studerende.

"Når vi lever i nuet, lever vi hvor kraften findes, afstemt med evig tid og Den Uendeliges hensigt. Vores vilje blandes med den Guddommeliges."

—Almine

Note: Almine har i årevis oversat tavler og skrifter fra interdimensionelle kilder og afsløret hellige oplysninger som tidligere var utilgængelige for menneskeheden. Kun i de sidste måneder af 2009 har få af hendes elever været i stand til at bevise dette materiale i form af fotografier. Se de følgende sider for eksempler af interdimensionelle billeder af tavler tidligere oversat af Almine.

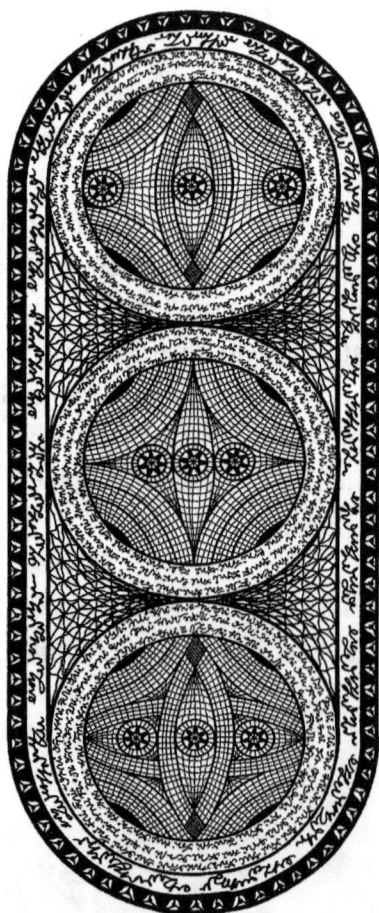

Her ses tavlerne tegnet og oversat af Almine
måneder før de blev fotograferet.

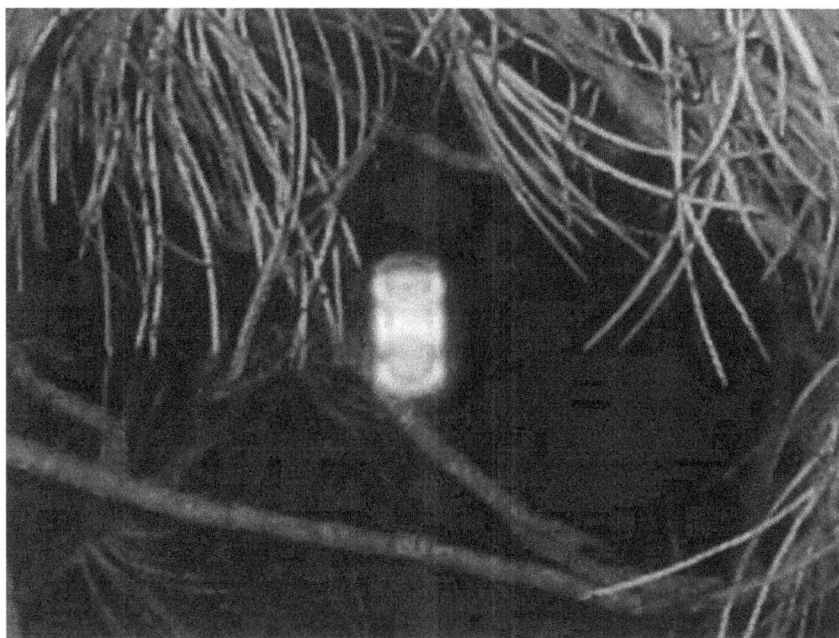
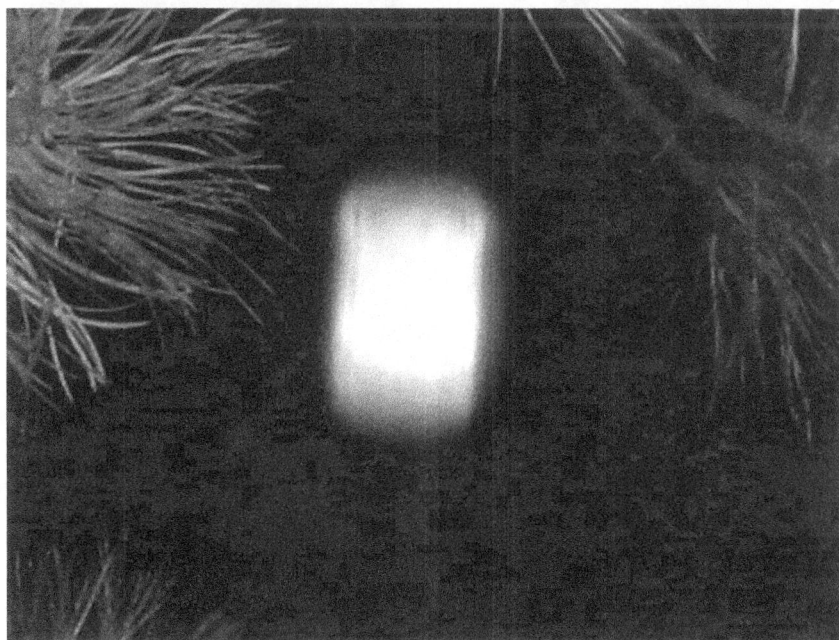

Billeder taget af Barbara Rotzoll, 2009 (www.angelbarbara.com)

Introduktion

I sin oprindelige form var den fysiske form skabt til at være selvrensende, regenerende og selv-transfigurerende. I sin skabelse var kroppen ikke ægte eller evig men den var i stand til, gennem et liv i renhed og total overgivelse, at åbne porte som tillader det Ægte at gennemtrænge og opretholde den uendeligt.

Hos de fleste mennesker indeholder de 144 hovedporte gamle rester af programmering, modstand på livet og trossystemer skabt på baggrund af en virkelighed af illusion. Denne yoga, som har været i englerigets varetægt siden skabelsens begyndelse, kaldes på englenes sprog 'Michpa uresvi minavech', oversat 'Kilden til livets floder'. Den arbejder med lyd-alkymi og er forfaderen til senere yogaformer.

Når denne yogaform mestres kan den undervises til andre[1] på betingelse af, at Almine krediteres som den fysiske kilde til værket. Engleskrifterne gør det klart, at yogaens oprindelige kilde er 'Arachve Aranat', 'Den Uendelige'.

Alle hovedportene er forbundet med et koncept fra 'Livet i overflod' og disse 144 koncepter bør studeres. Når du underviser, brug da en halv time på at studere dem og derefter en time på den fysiske yoga. Hver port har et navn med en gavnlig frekvens som instruktøren kan læse op mens man befinder sig i stillingerne.

---

1 Den kan undervises til børn såvel som voksne.

BIRAKLET KANESH IRASH SATVA
Åbningen til Livets Sang

Serenachvi harish-sat eklet nunatras haravut
Prives u-eres areskava uknech ehere-varastat
Biset uras para bi-uklet arsatvi-i-unech bersta
Uklech miriheshavat ustet pirech ukletvi verusat
Mi-uhes pire vesvi usklu-anat michtret ba-rusta

OVERSÆTTELSE AF
BIRAKLET KANESH IRASH SATVA

1. Dem der har modstand på livet, har lukkede cellekerner.
2. Der findes 144 hovedporte i kroppen.
3. Når disse er åbne, begynder cellerne at ændre sig.
4. Kernen bliver uregelmæssig og udvidet.
5. De spiritualiserede celler skaber udødelighed.

Forståelse af praksissen

Forståelse af Irash Satva Yoga

DENNE YOGAS GUDDOMMELIGE FORMÅL

Kroppen indeholder 144 punkter som fungerer som sluser til uendelige ressourcer når de er åbne. De fungerer som kanaler mellem den uendelige virkelighed og den holografiske, fysiske virkelighed af illusion. Hos opstegne mestre, er mange af disse punkter åbne hvilket medfører et vibrerende liv og en forlængelse af levetiden til flere tusinde år.[2]

Når vi bliver portåbninger til Den Uendeliges ressourcer, stiger bevidstheden i al kosmisk liv. Dette efterlader universet i yogiens gæld og yogiens bevidsthed vokser som følge heraf.

Vejtrækningsteknikkerne

Indåndingerne sker langsomt, og løslades derefter i et langt suk. Træk vejret ind igennem næsen og ud gennem munden. På denne måde løslades fødselstraumer, som er en af hovedårsagerne til, at der er blokeringer i hovedportene. Denne vejrtrækningsmåde løslader også gamle rester fra oplevelser man har haft i tidligere liv.

En normal, dyb vejrtrækning gennem næsen hjælper med at løslade stressen fra lineær tid, dagligdagens stress samt den stress der skabes af trossystemer og identiteter. Det er godt at veksle mellem disse vejtrækninger for hver komplette session i de 26 yogastillinger (gennemfør de 26 sammensatte øvelser før du skifter vejrtrækning).[3]

---

2 Se "The Science of Immortality and Incorruptibility" på www.alchemyandmysticism.com
3 Det anbefales at yogaen dyrkes i en varm og behagelig temperatur.

Trykket i de forskellige stillinger

Kroppen har været kendt som værende en tyran. Under yoga-praksissen opdrages den til at blive disciplineret. Der er nogle generelle teknikker der kan bruges i praksissen. Når dine håndflader er samlet, tryk dem sammen blidt men fast. Aktivér pressur-punkterne med samme teknik. Tappingen skal ligeledes være blid men fast. Punkterne ved siden af ribbenene skal dog tappes hårdt. Drik rigeligt med vand efter hver praksis.

De mystiske eliksirer

Ordet 'eliksir' i musiksammenhæng[4] indikerer, at en alkymistisk viden om frekvensernes kraft er brugt til at producere en lydhealing som fjerner illusion. BRUG IKKE ANDEN MUSIK END DE 26 LYDELIKSIRER DER ER SKABT TIL DENNE YOGA.

Brugen af sorte (underbevidste) frekvenser og et tilsvarende antal af hvide frekvenser får dem til at udligne hinanden og fjerner således illusion. Denne balance er skabt i disse lydeliksirer, som er blevet kanaliseret fra englrriget.

Informationen i denne bog er ikke beregnet til at diagnosticere sygdomme eller til, på anden vis, at give lægelige råd eller behandlinger. Al healing finder sted i selvet. Følg venligst de lokale lovmæssige retningslinjer i forhold til at assistere andre, selv med deres udtrykkelige samtykke. En læge bør konsulteres ved eventuelle behov for lægelig assistance.

Ved graviditet eller sundhedsproblemer: Rådfør dig med din læge eller anden kvalificeret rådgiver om eventuelle spørgsmål vedrørende din graviditet eller sundhedsrelaterede problemer inden du går i gang med øvelserne.

---

4 Se http://www.almine.dk/engle-lydhealing/

KASHAR-AVI BIRESAT IRASH SATVA YOGA
Den hellige tilblivelse af Irash Satva Yoga

Usutra aklechbi hesetru mirusat aklevish estalvi
Ninubich esta-brivech heleshta miruvetiklet
Nanas bri-ues plava ninech iselklava unes
Bri-es paravat usute blavech uvasp manech
Kanes esavit uskalvi minech harut uvesbi

OVERSÆTTELSE AF
KASHAR-AVI BIRESAT IRASH SATVA YOGA

1. I drømmen, ved materiens begyndelse,
2. Var dele af eksistensen selvforsynende.
3. Uendelige ressourcer gik gennem kroppens porte.
4. Da portene blev blokeret, blev dualitet til en energikilde som substitut.
5. I Enhedens yoga skal de åbnes til de Uendelige Ressourcer.

Englenes gave

IRASH SATVA YOGA

Der er disharmoni hos menneskeheden
Fra forurening, er genetikken blevet korrumperet
Vacciner og fjendtlige usynlige bølger
Har skabt disharmoni som skal renses

En yoga giver vi, af form og frekvens
Som fjerner affaldsstoffer og forkalkninger
Som er skabt af sindets tro
Frekvenserne af det højere liv som menneske
Tidligere har haft
Skal den nye Livets Sang genetablere

Hvordan dyrkes yogaen

Yogaen der genetablerer de harmoniske frekvenser i mennesket

IRASH SATVA YOGA

Note: Alle 24 lydeliksirer fra de Skjulte Riger vil blive brugt. De to eliksirer fra Klanivik spilles efter den 12. og den 25. eliksir fra de Skjulte Riger. Disse er i et højere tempo (de bringer variation til det meditative tempo i eliksirerne fra de 24 Skjulte Riger) og de er ca. 6 minutter lange. Yogastillingerne til disse musikstykker skal holdes så længe musikken varer.

Eliksirerne hjælper med at fjerne affaldsstoffer fra portene ved alle positionerne; de første 12 fra de maskuline/proaktive porte og de sidste fra de 12 feminine/modtagelige porte. De er katalysatorer som stimulerer leverfunktionen samt gennemstrømningen i blod- og lymfesystemet.

Der er 26 yogastillinger der fjerner affaldsstoffer fra kroppen, disse skal laves mens eliksirerne spilles. Hver enkelt stilling holdes indtil dens tilhørende eliksir er slut. Kom gradvist ind i stillingerne hvis du ikke er i god fysisk form. Du bør ikke strække til det punkt hvor du finder det ubehageligt. Din krop og rummet bør være i en behagelig varm temperatur for at stimulere udrensningen af affaldsstoffer.

Denne 'yoga af lyd' kaldes Irash Satva Yoga – yogaen til frekvenskroppen.

Navnene på stillingerne der arbejdes med i den gamle Irash Satva teknik

Strækøvelserne – Asaf-pirehut
1. Ignati Rururet
2. Bligavesh
3. Bligavesh Iglat
4. Bligavesh Uret
5. Nisavi Vishnatet
6. Harasvu Isabi
7. Kunimani
8. Ra-vanavish
9. Siti-vanavish
10. Rutga-vanavish
11. Knanani-usubetvi
12. Kasabi-usubetvi[5]
13. Kanatchi-esanum (katalysatoren)

Tappeøvelserne – Nananani-usep
14. Kushana-paarsi
15. Nechsu-varish
16. Aasabi Plishet
17. Kanachvu
18. Nasaar Isalvu
19. Saru Bishar
20. Saru Eleshar
21. Nasu Anagu
22. Kaarsh-haras
23. Nistu Arana

---

5 Den sidste af de maskuline stillinger.

24. Kivistu Branesh

Pressur-stillingerne – Kuhulu-satvi
25. Agnanut-havi[6]
26. Bru-ak-nespahu (katalysatoren)

---

6 Den sidste af de feminine stillinger.

De 26 stillinger

(Brug gerne en yogamåtte)

STRÆKØVELSERNE – ASAF-PIREHUT

1. Ignati Rururet

Mens du sidder på knæ, hæv armene over hovedet i et blidt stræk. Slap af idet du sætter dig på dine hæle. Bøj forover mens armene forbliver over hovedet, som bukkede du for en konge. Bevar dine hofter på dine hæle. Slap af.

Note: Hvis du på noget tidspunkt i stillingen oplever svimmelhed, læg dig da ned på måtten.

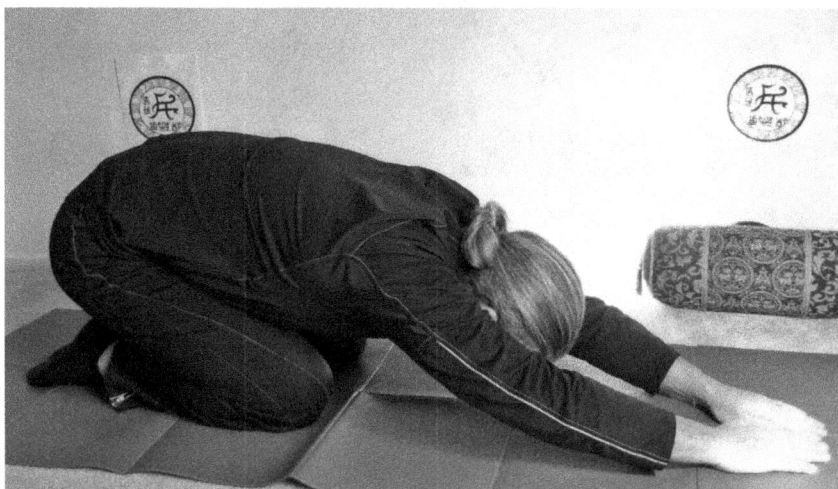

2. Bligavesh

Læg dig fladt på ryggen med bøjede knæ så langt ind mod brystet som muligt mens det stadig er behageligt. Klem dine knæ sammen med begge arme og spænd dine hænder sammen så de holder knæene på plads.

(For stillingerne 3 og 4 vil brugen af en pude, for nogle, gøre stillingen mere behagelig.)

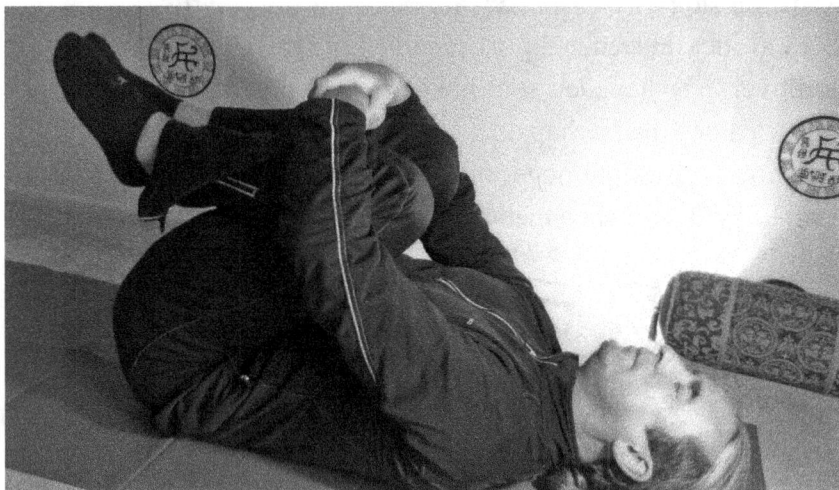

3. Bligavesh Iglat

Hold den samme stilling som i den 2. Bligavesh stilling, men læg dig nu på din venstre side. Hvis det er ubehageligt kan du placere en pude under dine knæ og en mindre pude under dit hoved.

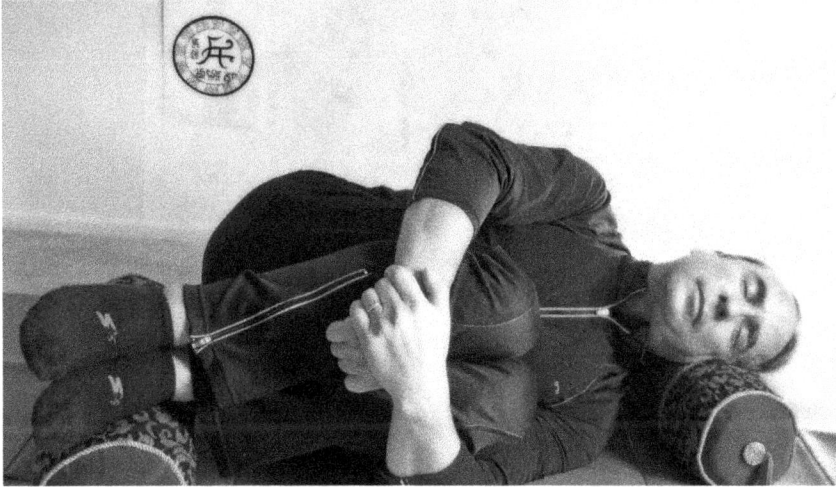

4. Bligavesh Uret

Gentag Bligavesh Iglat stillingen men nu på din højre side. (Billedet viser stillingen uden puder til at støtte.)

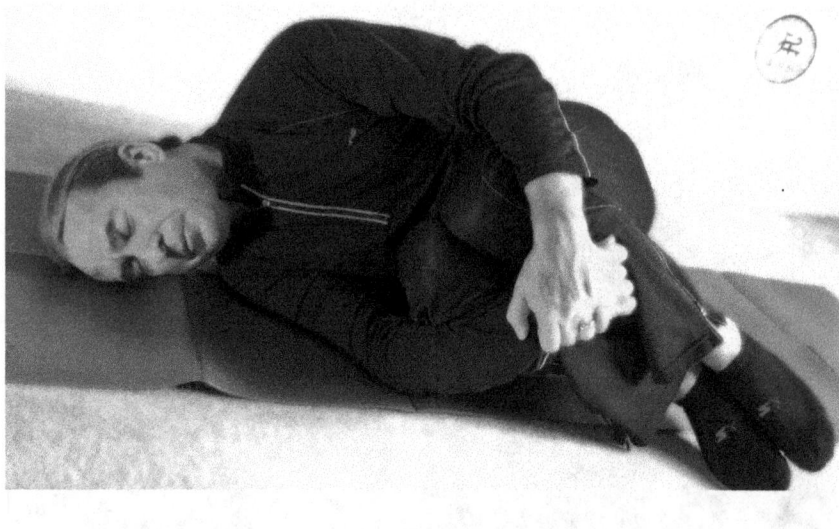

5. Nisavi Vishnatet

Lig på ryggen med dine arme udstrakte til hver side. Placér dine fødder på gulvet med skulderafstand fra hinanden, løft derefter dine knæ så dine fødder kommer tættere ind på kroppen (fødderne bør være dér hvor dine knæ var, før du løftede benene). Hold balderne spændt under hele eliksiren.

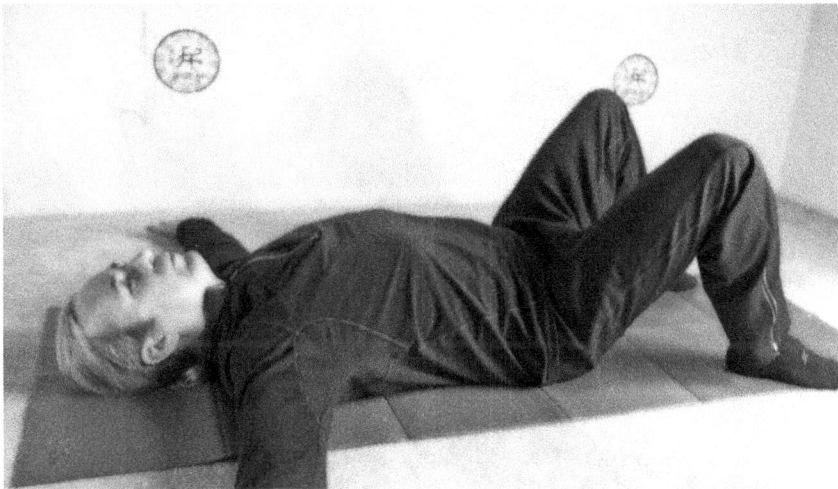

6. Harasvu Isabi

Bliv i akkurat samme stilling, Nisavi Vishnatet 5, og løft bagenden fra gulvet og hold stillingen. En pude kan placeres under hofterne som støtte.

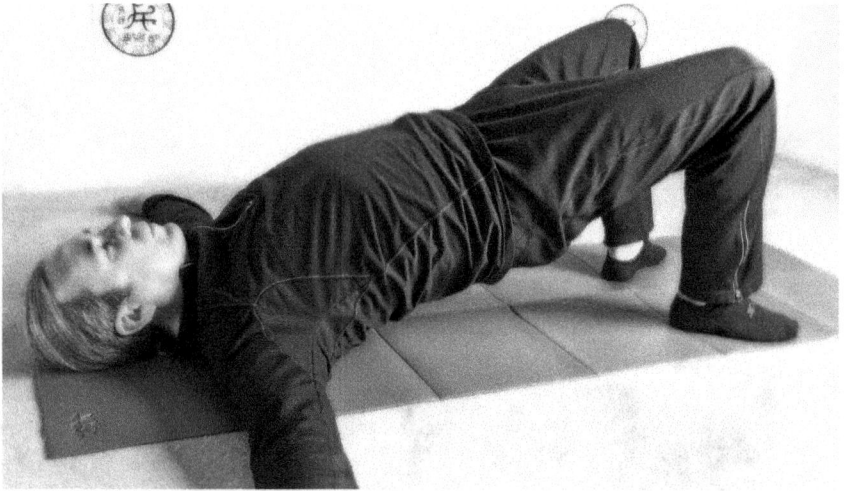

7. Kunimani

Sid med krydsede ben og ryggen ret. Hvis du ikke er i stand til at krydse benene, placér din ene fodsål ved den anden. Lås hænderne sammen over dit solar plexus og hæv albuerne ud til siden. Træk vejret dybt og rytmisk.

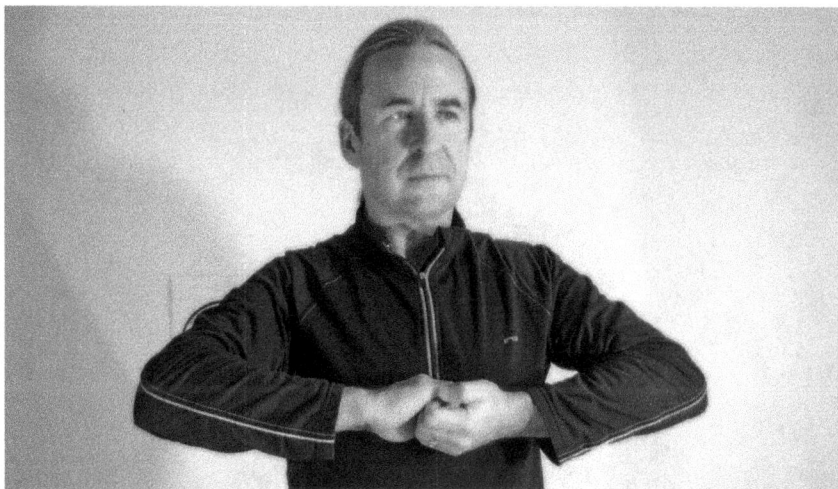

8. Ra-vanavish

Hold samme stilling som i nr. 7, men placér dine låste hænder i dit skød. Giv slip i hænderne og lad dem hvile på dine lår. Bøj dine lille- og ringfingre ind imod dine håndflader og lad pege- og lange-fingrene være udstrakte. Bøj dit hoved forover i et blidt stræk mod dit bryst.

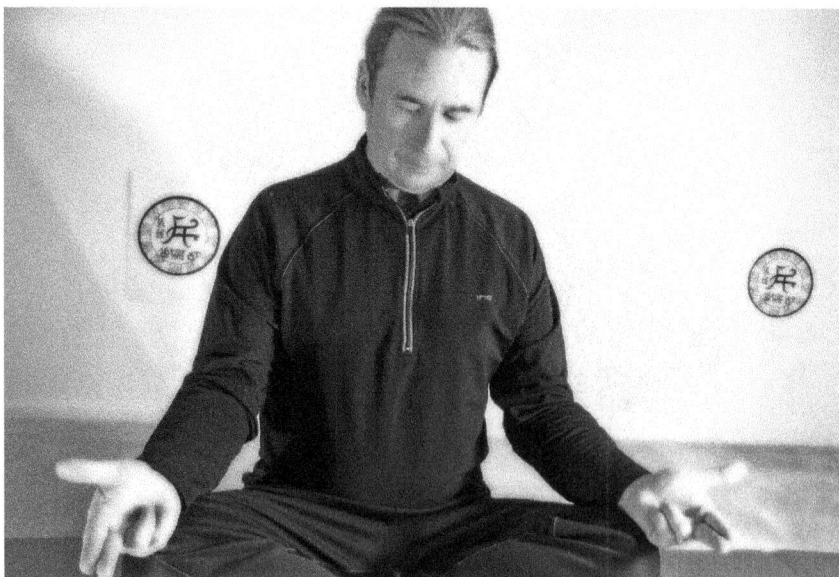

9. Siti-vanavish

Gentag samme stilling som Ra-vanavish, men bevæg dit hoved så langt du kan mod venstre så det stadig er behageligt for dig. Forsøg at få din hage til at ramme din venstre skulder uden at løfte skulderen.

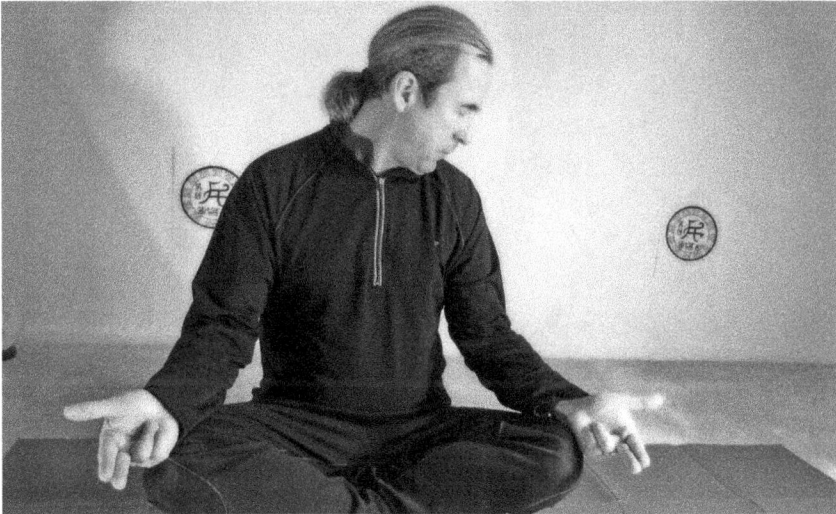

10. Rutga-vanavish

Gentag nr. 9, men med hagen mod din højre skulder.

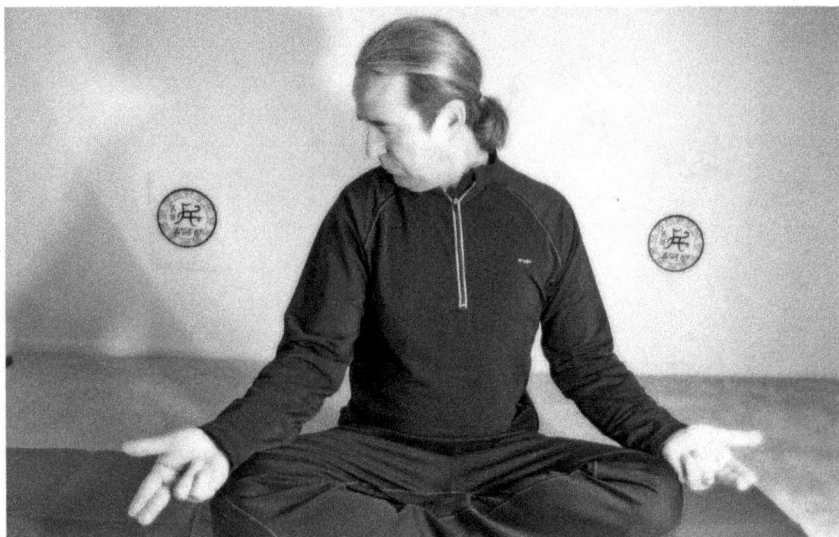

11. Knanani-usubetvi

Bliv i samme stilling som før med krydsede ben (eller med fodså-
lerne sammen), spænd hænderne sammen over brystbenet og hæv
dine albuer ud til siden. Løft hagen og sørg for at holde hovedet lige
idet du drejer overkroppen mod venstre. Dit hoved og underkrop
forbliver rettet lige ud, du drejer kun din overkrop.

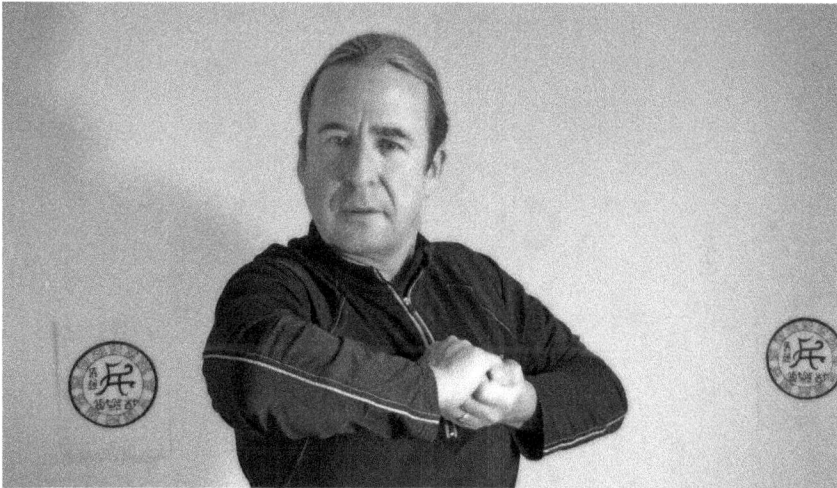

12. Kasabi-usubetvi

Gentag nr. 11, Knanani-usubetvi, men drej nu overkroppen mod højre.

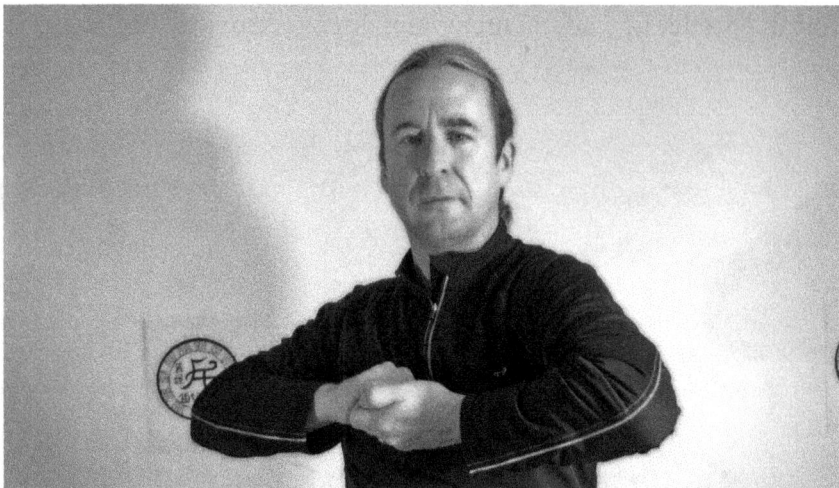

13. Kanatchi-esanum

Mens du ligger fladt på ryggen med dine hænder samlet over hovedet og dine albuer let bøjede ud mod siden, bøj dine knæ ud til siden og saml dine fodsåler. Dine knæ bør være så tæt som muligt på gulvet. Brug en pude til knæene for støtte hvis det er nødvendigt.

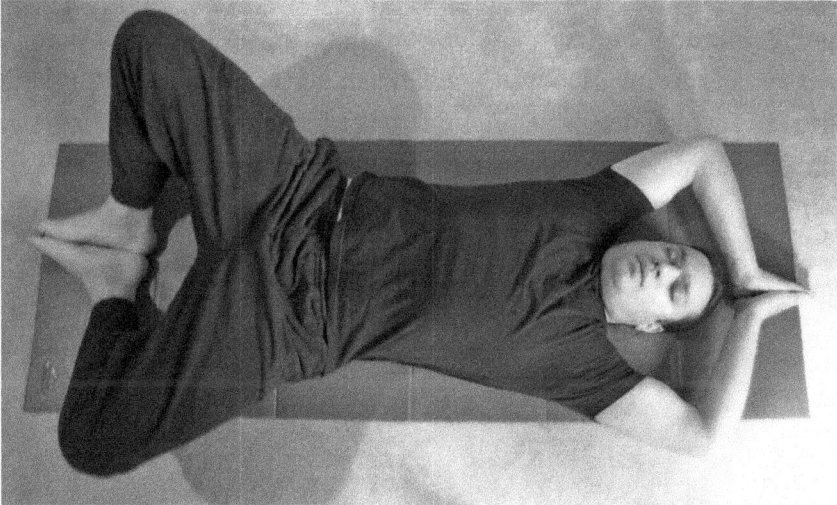

TAPPING ØVELSERNE – NANANANI-USEP

14. Kushana-paarsi

Denne stilling kræver at du sidder med fodsålerne samlet (brug eventuelt en pude under knæene for komfort) og med din ryg ret. Med dine tommelfingre foldet over dine bøjede lille- og ringfingre stræk så dine pege- og langfingre og hold dem samlet. Tap to gange på hver af de 9 pressur punkter, start omkring 3–4 cm over den inderste del af dine øjenbryn ved tårekanalen (se tegning). Tap blidt med begge hænder på samme tid, følg øjenbrynenes kontur og slut omkring midten af kindbenet. Gentag tappingen så længe lydeliksiren varer.

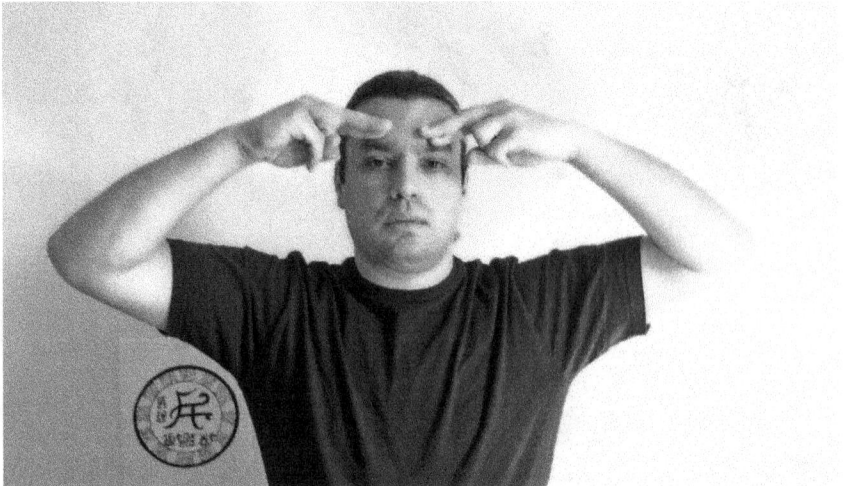

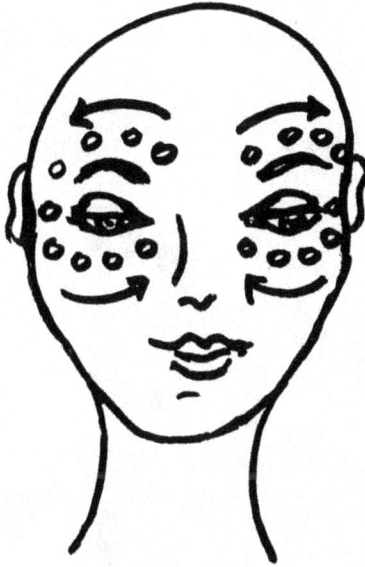

Kushana-paarsi

Tap to gange på hvert punkt, gentag,
men start alle gentagelser over øjenbrynet.

15. Nechsu-varish

Tap, med samme hånd- og kropsholdning som i nr. 14, to gange på de 8 punkter der er illustreret. Brug begge hænder samtidig og start på tindingepunktet (kaldet Kaanish, som betyder hellig) og tap langs ørene i en bue og slut lige under kraniet bag ørene. Gentag øvelsen, og tap altid i samme retning.

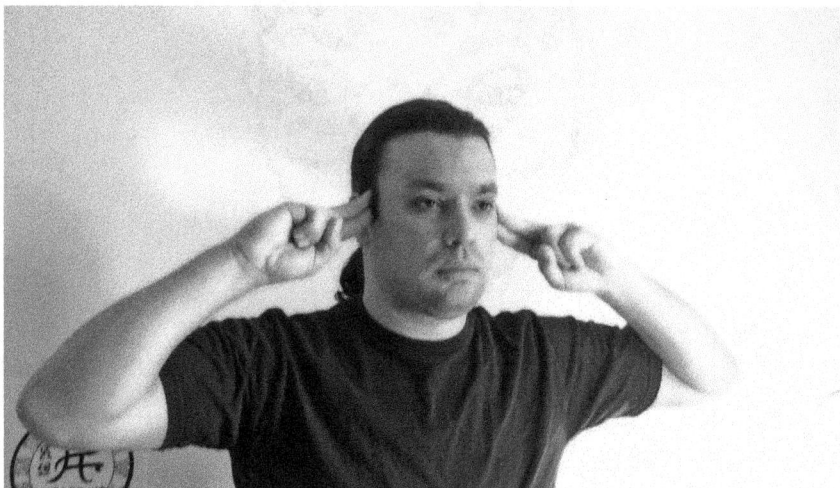

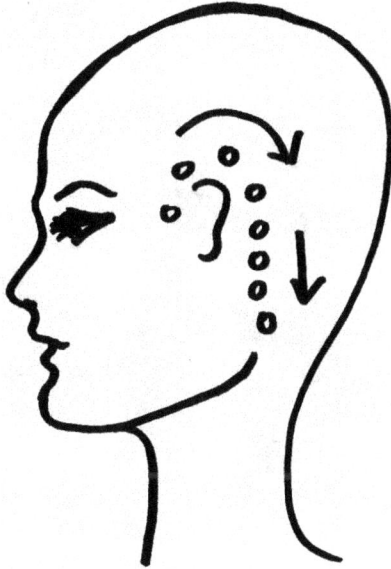

Nechsu-varish

Der er 8 punkter. Det første punkt er lige over kind-
benet. Følg øret rundt og slut under kraniet. Gentag
altid i samme retning.

16. Aasabi Plishet

Start bag ved øreflipperne og hold hænderne og kroppen som i nr. 14 og 15. Tap 2 gange på hver af de 7 punkter og gentag altid i samme retning som vist på tegningen. Brug begge hænder samtidig.

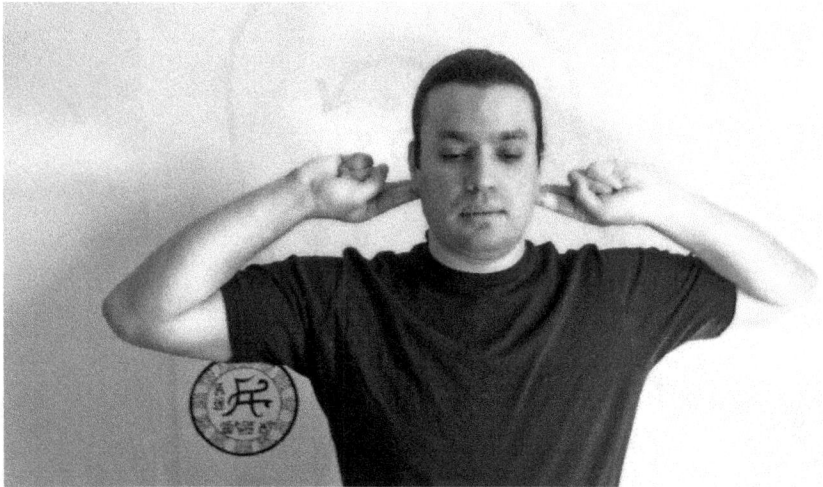

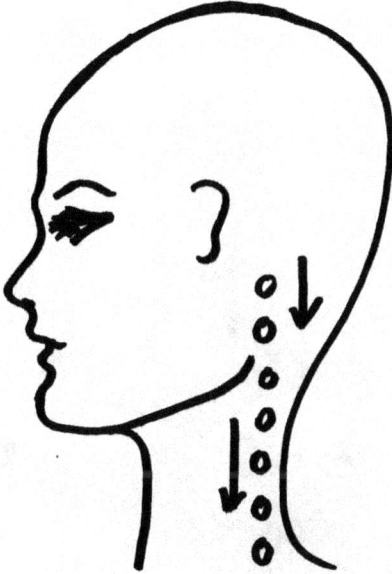

Aasabi Plishet

Der er 7 punkter. Start bag øreflipperne og bevæg tap-
pingen ned langs nakkemusklerne. Slut hvor nakke
og skuldre mødes.

17. Kanachvu

Bevar hænder og krop som i de forrige øvelser. Der er 6 tappings-punkter, alle punkter tappes to gange. Tappingen starter ca. 5 cm under halsen – hænderne bevæger sig fra brystbenet og væk fra hinanden.

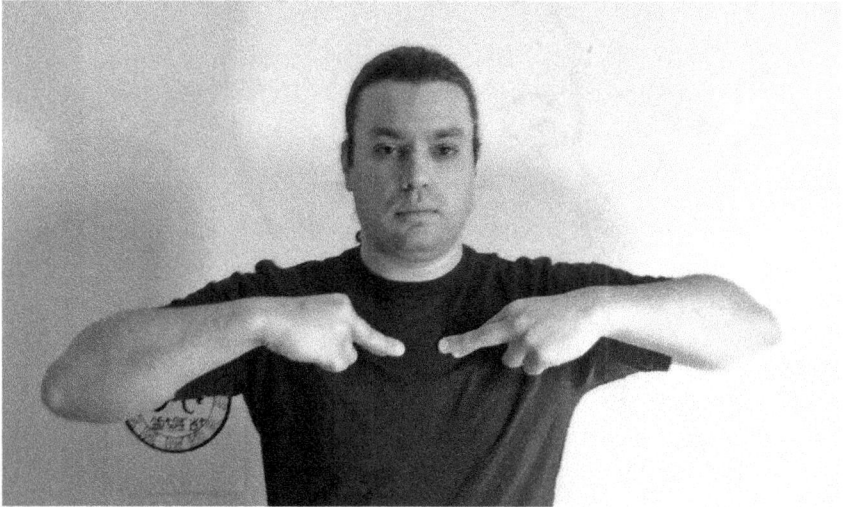

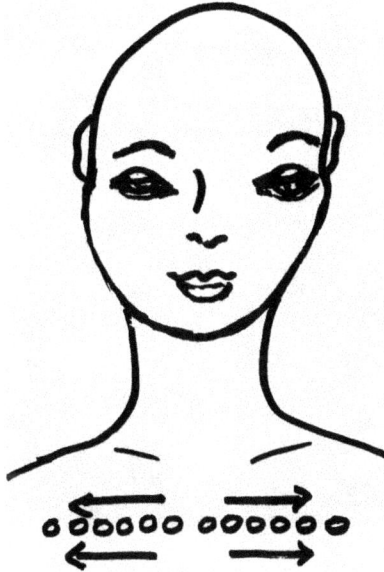

Kanachvu

Gentag alle tappingsøvelserne så længe deres tilhø-
rende eliksir varer. Gentag, og start altid ved brystbe-
net og bevæg udad – hænderne bevæger sig væk fra
hinanden.

18. Nasaar Isalvu

Hænder og krop er som i nr. 17. Start ved samme punkt ca. 5 cm fra halsen, med pegefingrene knap 3 cm fra hinanden. Tap nu 5 punkter ned, 2 gange på hvert punkt. Gentag i retning af hjertet.

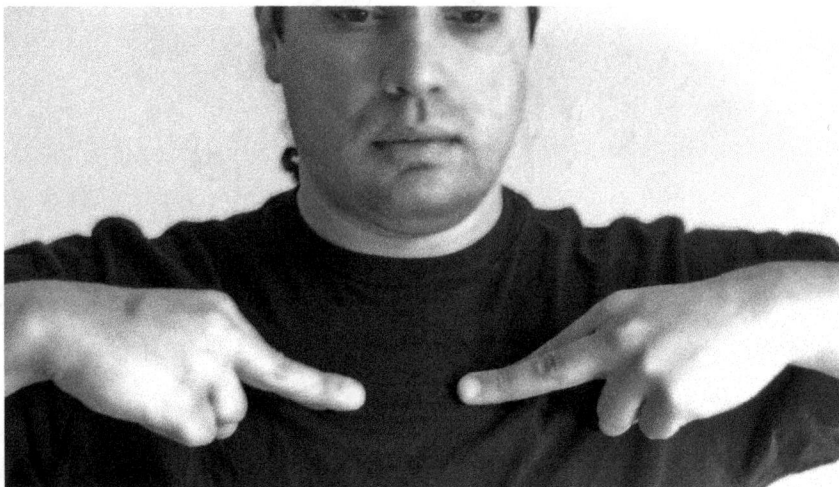

19. Saru Bishar

Bliv i samme siddestilling, løft din venstre arm så højt du kan i et be-
hageligt stræk. Læn dig til højre fra taljen indtil du mærker et stræk i
venstre side af ryggen. Brug venstre hånd som i de forrige stillinger
(med et hårdere tap) og tap 2 gange ved hvert af de 5 punkter. Start
med ribbenet lige under armhulen og bevæg dig ned til det sidste
ribben. Gentag i samme retning.

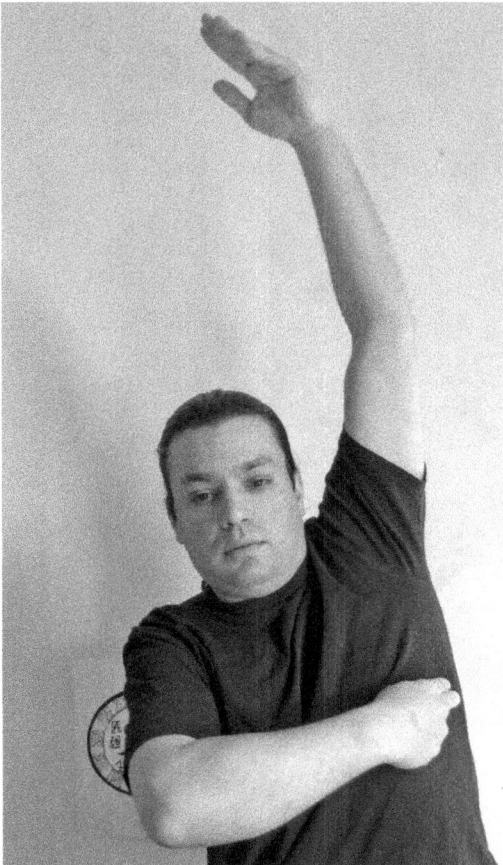

20. Saru Eleshar

Samme procedure som i nr. 19, denne gang på højre ribben der tappes af venstre hånd.

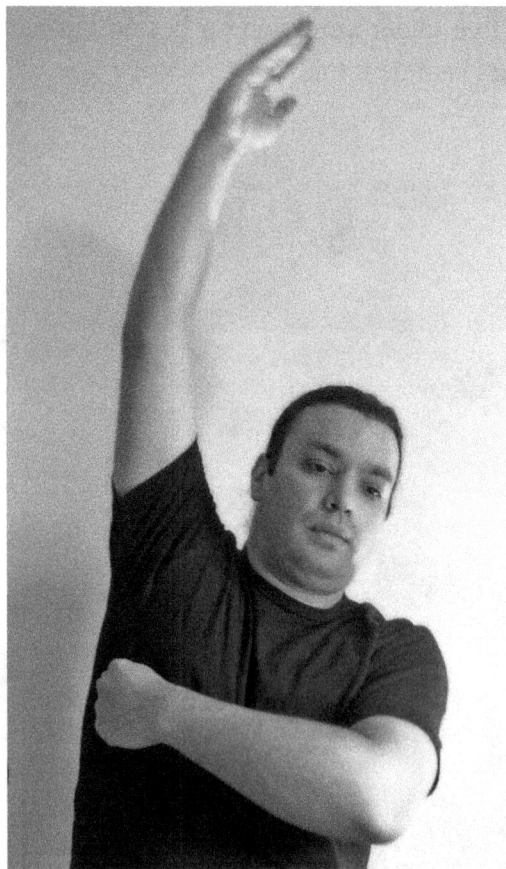

21. Nasu Anagu

Nasu Anagu kræver samme siddestilling som i de forrige øvelser og hænderne forbliver som de er. Tap toppen af kraniet med de 2 fingre på hver hånd. Start tappingen hvor begge hænder er omkring 4 cm fra hinanden. Hold afstanden mellem dine hænder og bevæg tappingen nedad til næste punkt som er den inderste del af dine øjenbryn, tap derefter dine overlæber (samme afstand mellem dine hænder). Tap dernæst din hage som illustreret nedenfor. Hver hånd tapper 4 punkter, 2 gange hver.

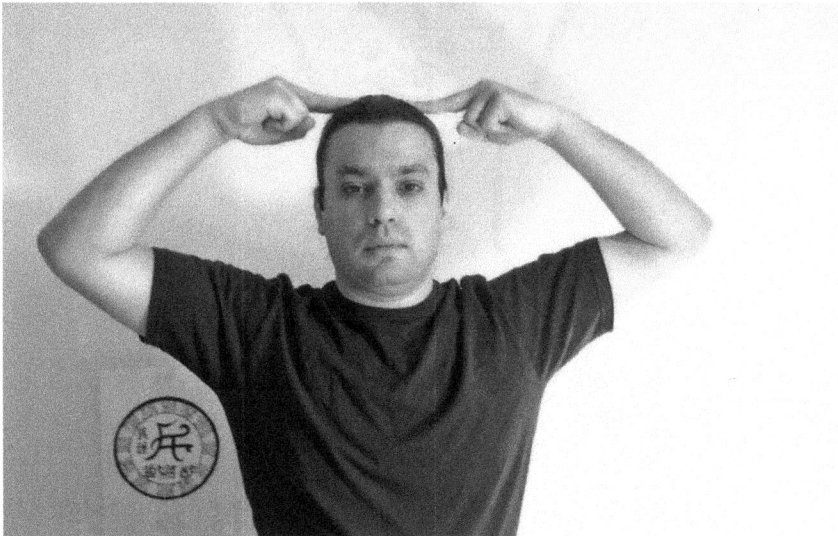

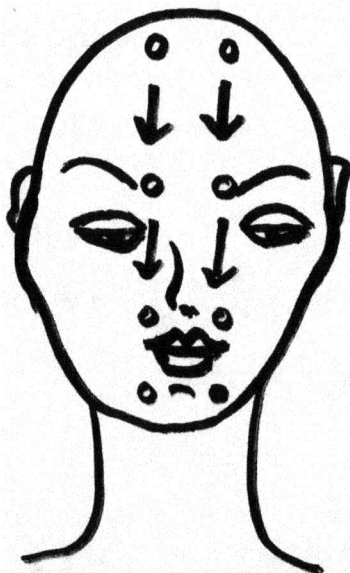

Nasu Anagu

Gentag gennem hele lydeliksiren. De øverste punkter
er på toppen af kraniet.

22. Kaarsh-haras

Hold samme stilling som i nr. 21. Brug begge hænder og lad langefingeren hvile på pegefingeren og tap blidt 2 gange på hvert af de 3 punkter under øjenbrynet med start ved tårekanalen og slut ved øret som illustreret forneden – brug kun disse fingre ved tappingen.

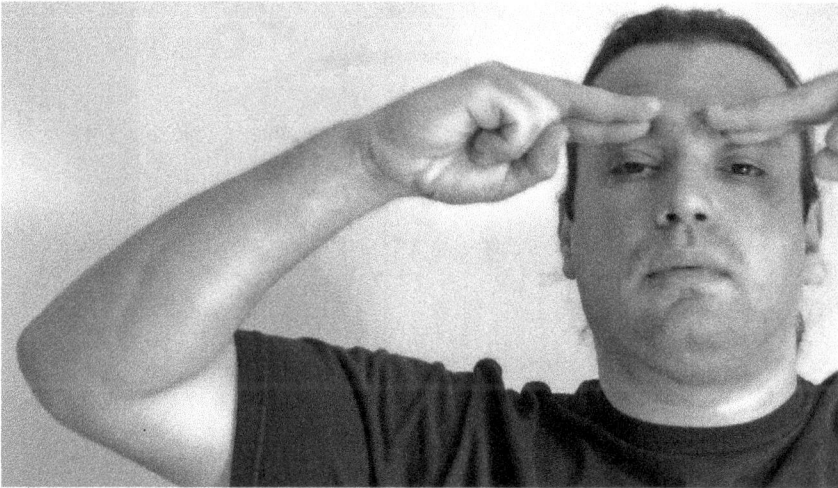

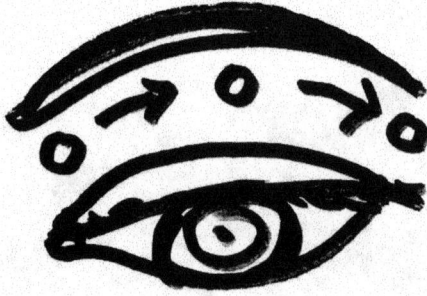

Kaarsh-haras

Start ved den inderste del af øjet, under øjenbrynet,
gentag øvelsen gennem hele lydeliksiren.

23. Nistu Arana

Tap 2 gange med pegefingrene på punkterne under hagen (2 punkter på hver side) mens hovedet hælder let bagover i en behagelig position. Se tegningen forneden. Tap først punkterne under hagen, derefter punkterne der befinder sig ca. 3 cm fra ørene.

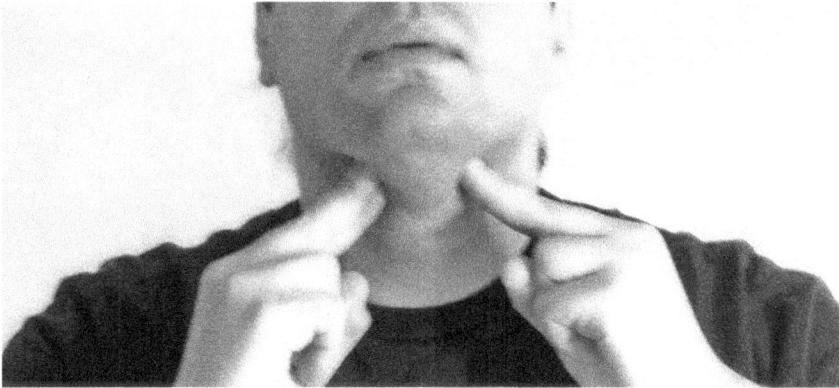

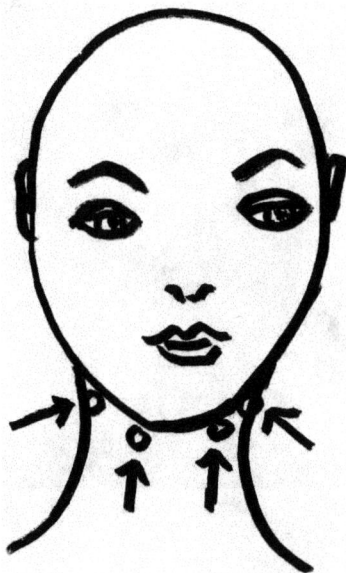

Nistu Arana

Gentag tappingen under hele lydeliksiren.

24. Kivistu Branesh

Tap brystbenet med begge hænder i takt til rytmen af den 24. lyd-
eliksir fra de Mystiske Riger.

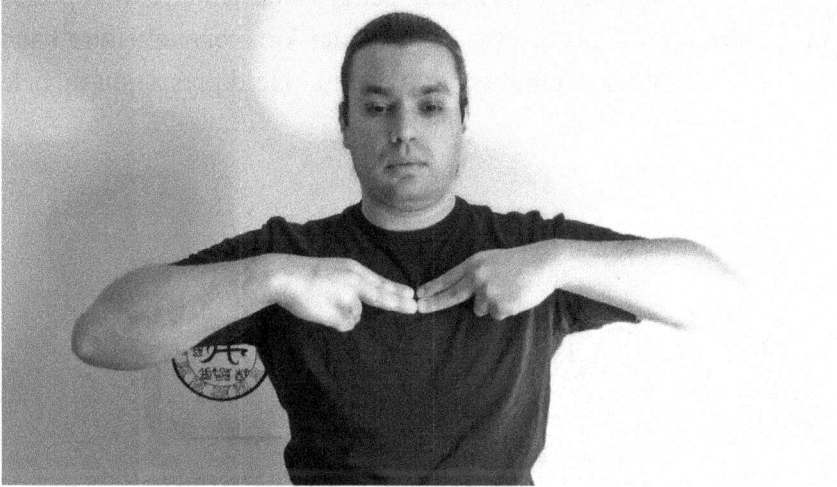

PRESSUR-STILLINGERNE – KUHULU-SATVI

25. Agnanut-havi

Lig behageligt på din måtte med dine arme krydset over dit bryst (venstre arm over den højre), brug begge tommelfingre til at presse mildt men fast på det laveste punkt under kindbenene. Højre hånd presser under venstre kindben og omvendt. Hold presset under hele eliksiren.

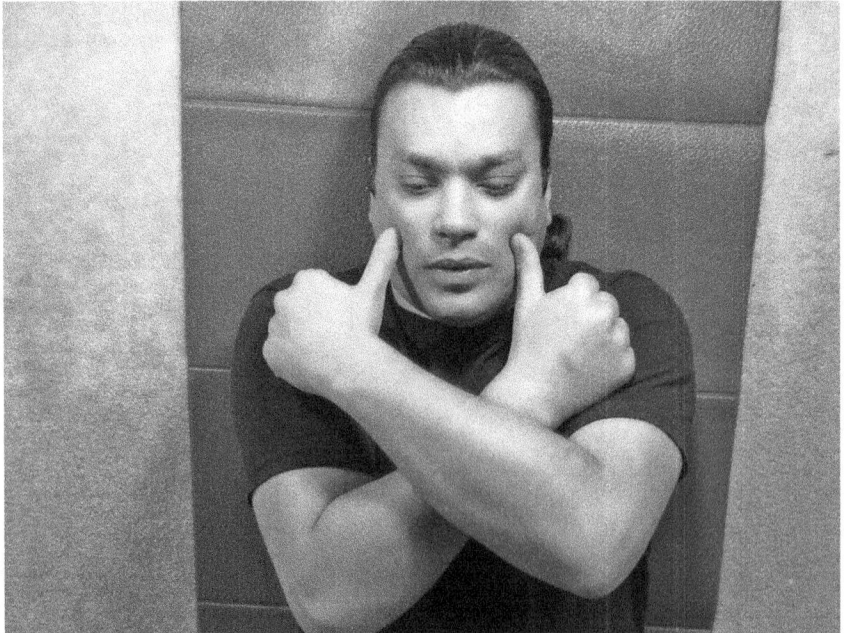

26. Bru-ak-nespahu

Læg dig til rette, saml hænderne med håndfladerne mod hinanden og lad fingerspidserne trykke blidt lige bagved og under din hage. Pres tungespidsen op mod ganen. Hold stillingen gennem hele den 26. lydeliksir.

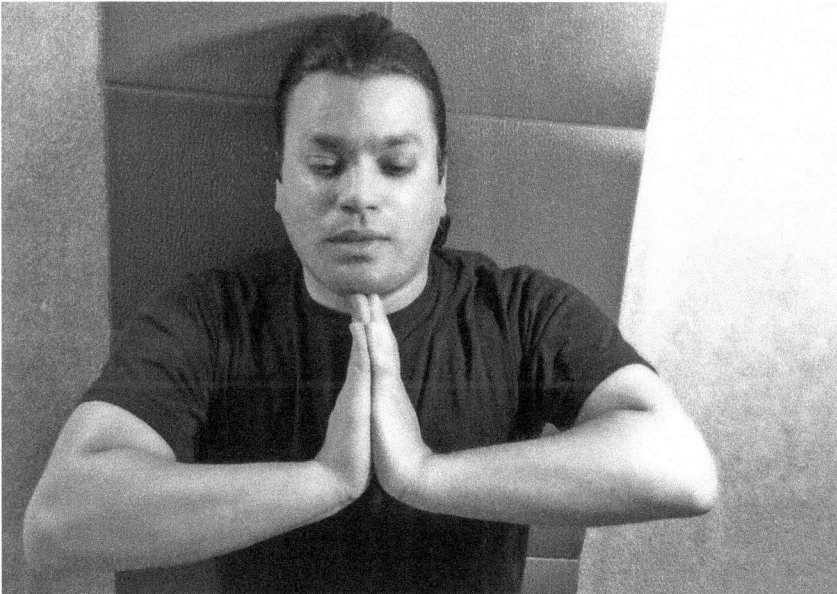

Navnene på de 144 porte

Navnene på portene

Stilling 1 – Ignati Rururet
1. Tranik-bilestra
2. Bruhat-bilshpavek
3. Uchnat-subarut

Stilling 2 – Bligavesh
1. Misba-erekvit
2. Nisva-lu-uklat
3. Bri-es-varabit

Stilling 3 – Bligavesh Iglat
1. Nik-his-astrava
2. Useta-manish
3. Helevis-asklata

Stilling 4 – Bligavesh Uret
1. Vrihet-minavich
2. Vilevit-aleskla
3. Blinanut-prehut

Stilling 5 – Nisavi Vishnatet
1. Arat-manavis
2. Arsk-usklata
3. Bravit-alesva

Stilling 6 – Harasvu Isabi
1. Arisk-haratu
2. Urek-pilisba
3. Vravik-aresta

Stilling 7 – Kunimani

1. Manich-bluhabat
2. Vrabis-estrava
3. Vrihet-alastar

Stilling 8 – Ra-vanavish

1. Archpa-nunaves
2. Irek-blavabut
3. Nusaret-parabach

Stilling 9 – Siti-vanavish

1. Nasarat-estava
2. Mishet-pluhabat
3. Naska-bilesta

Stilling 10 – Rutga-vanavish

1. Arknit-ruspahur
2. Vli-eret-parabu
3. Misheta-arakskar

Stilling 11 – Knanani-usubetvi

1. Sunavis-iresta
2. Bruharabit-mines
3. Rutska-vilivesbi

Stilling 12 – Kasabi-usubetvi

1. Ararut-nictrava
2. Stu-uraves-vravi
3. Iriksava-mananus

Stilling 13 – Kanatchi-esanum

1. Bluha-astravar
2. Rustamit-ananach
3. Suchmanet-uvar

4. Rutselvravi-arestar
5. Kri-es-ublafski
6. Pi-het-uru-seresasta

Stilling 14 – Kushana-paarsi

1. Knuvrabar-skulavat
2. Virsta-bravabur
3. Arat-birevachspi
4. Rustel-mananech
5. Belhastru-krivesbi
6. Plihestratar-manuvish
7. Kenanut-esetar
8. Rutsalvanu-esevi
9. Plihar-minanes
10. Karsatur-ersklahut
11. Vri-erestravar
12. Virsbanut-eselvi
13. Rutbla-us-aresta
14. Arknesbra-ur
15. Urutna-bli-es
16. Iseter-milshpravi
17. Usuterak-nanaspu
18. Blives-aruspreha

Stilling 15 – Nechsu-varish

1. Araktu-arskvranut
2. Rutselvrenot-raksparva
3. Virebat-raksprahur
4. Mishelva-urekspi
5. Akrat-unet-vravi
6. Blivebach-rutsabi
7. Miserut-alakstar

8. Pruhabit-urespi
9. Vriharanut-esetu
10. Alakbrihespar
11. Vru-unut-veresbi
12. Kaarnish-uvra
13. Prihet-alastar
14. Mishelvi-ukles
15. Stuvech-minesut

Stilling 16 – Aasabi Plishet

1. Kersetu-manunes
2. Ristablu-vrihet
3. Stuvech-masarut
4. Mishtavu-ubeskvi
5. Prisetur-bliveset
6. Retspar-aresva
7. Nuchsate-plavish
8. Aruk-nastavi
9. Karuch-nesebit
10. Trevit-plavech-hustra
11. Arut-mines-aruspava
12. Tru-ha-nesvit
13. Ski-uhuranet
14. Pli-espravit

Stilling 17 - Kanachvu

1. Ukrunasetuvi
2. Brihesplavit-urunes
3. Archba-spelevech
4. Virinat-arasketvavi
5. Blivabit-aravichvravi
6. Resetmanut-vrabit

7. Pelshpretahat
8. Isetusklavetvi
9. Iktra-balavushpi
10. Minach-bravabit
11. Erestrananur
12. Virechbravisbrahut

Stilling 18 – Nasaar Isalvu
1. Nachsavu-uvesvi
2. Esetrar-manavis
3. Trihur-aranesbi
4. Sti-ablach-selvenus
5. Irkla-manavish
6. Rasba-useklet
7. Stri-ar-nananus
8. Krihastar-bravablut
9. Estre-miravech
10. Mesenusblavi-uset

Stilling 19 – Saru Bishar
1. Astra-blavahur
2. Kretvi-mananur
3. Kruhas-estana
4. Bri-ihavestavar
5. Ninech-prihatur

Stilling 20 – Saru Eleshar
1. Eresat-bravanesvi
2. Esekla-pravut
3. Vires-pravahur
4. Isetrach-trihabach
5. Arut-peleshavit

Stilling 21 – Nasu Anagu

1. Nanusach-bravesti
2. Plihes-astava
3. Karanesvi-herspava
4. Niserach-uhabelesta
5. Bliset-arasta
6. Krihanach-spivarat
7. Mishtel-arasut
8. Esta-balishprava

Stilling 22 – Kaarsh-haras

1. Niskavit-herastu
2. Kurastar-miserut
3. Nunech-aravesti
4. Mishata-nanusat
5. Klines-ersprahusvi
6. Si-utrer-nananesvi

Stilling 23 – Nistu Arana

1. Kiretet-araskla
2. Bi-es-arastava
3. Urunur-kretplavi
4. Virenet-alsklar-manavish

Stilling 24 – Kivistu Branesh

1. Kusuterenut-prava

Stilling 25 – Aganut-havi

1. Biret-arasulesklar
2. Vri-uhurabet

Stilling 26 – Bru-ak-nespahu

1. Misenat-kruhulesbi
2. Subavet-eklelchvi

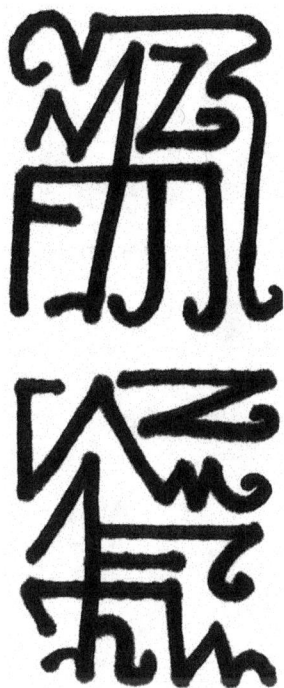

Forstå principperne
om overflod

En introduktion til principperne

Forståelse og opfattelse har altid været værktøjer til at stilne vores frygt; frygten for egen overlevelse, for depression eller mangler.

I stedet for at give efter for massernes frygt og blive manipuleret af dem der tjener på økonomisk kaos, lad os være mestre. Bevidsthed om de principper der danner grundlag for et liv i fremgang og overflod vil hjælpe os med at opnå dette.

Giv ikke opmærksomhed til dystre forudsigelser om økonomisk kollaps. Vi er skaberne af vores skæbne. En omstrukturering af vores liv som er blevet narret i gæld, er uundgåeligt. Vi kan sagtens ride stormen af og overleve.

Overflodens 144 porte

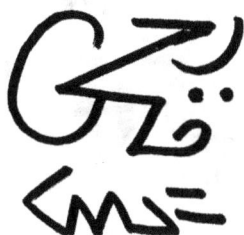

1. Necheratsatve

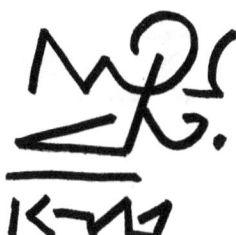

2. Mishinunask

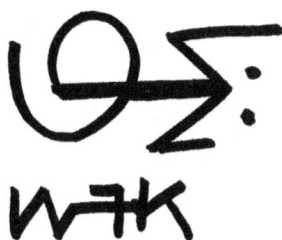

3. Sivibaratparve

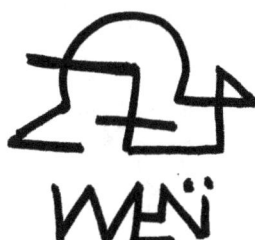

4. Neskavabrut

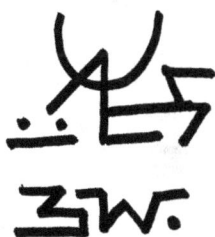

5. Kiha-usavava

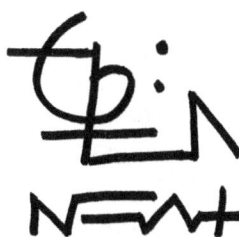

6. Blispa-ura

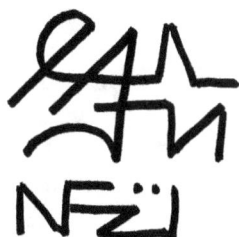

7. Kirina-ubelespetve

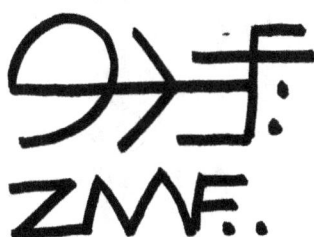

8. Nusarabi-eklavi

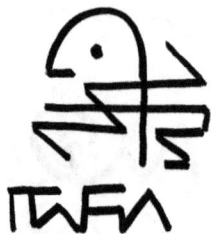

9. Usbakararu

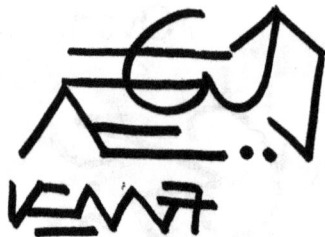

10. Utremishelvi

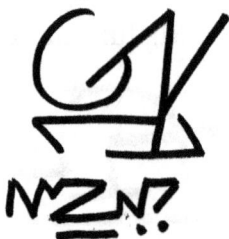

11. Archnat-husvavi

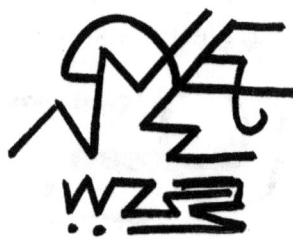

12. Truhenemenemi

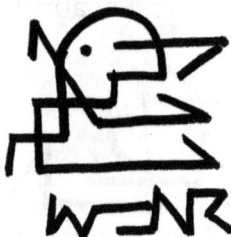

13. Sihubelvi-uvre

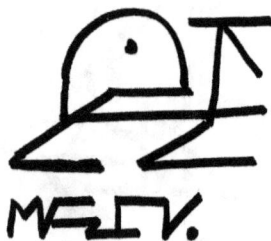

14. Kaarach-natvavesbi

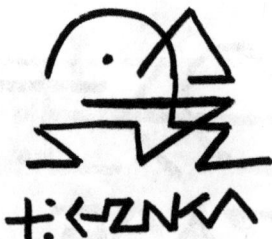

15. Sihuves-eklavi

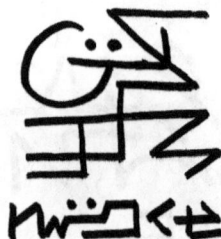

16. Nese-usalvavesbi

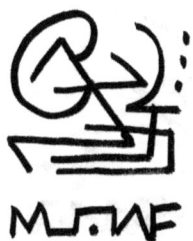

17. Iset-uhalesba

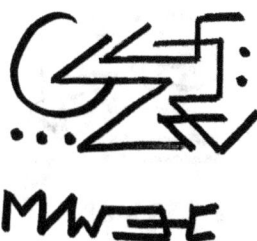

18. Achnaar-mishelvi

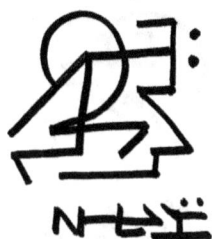

19. Kurastaar-birat

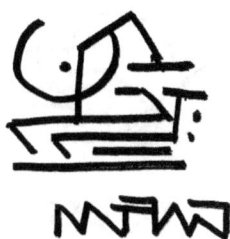

20. Utrenit-alsavi

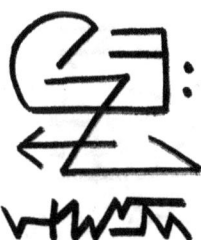

21. Bitru-echnaru

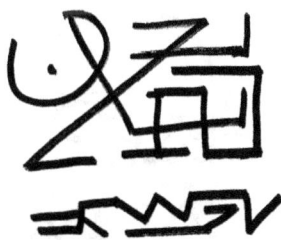

22. Kurstebitburet

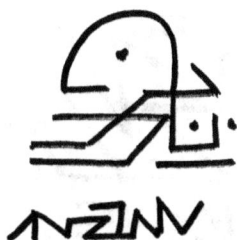

23. Kalahachbavrit

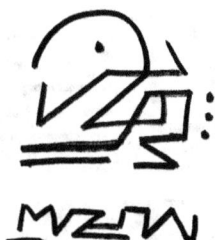

24. Nisalhuraspe

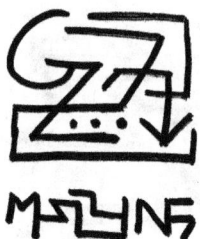

25. Pihurskalvavi

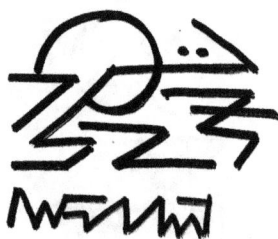

26. Ketrech-mishava

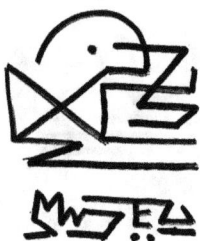

27. Ke-uhastar-esklavi

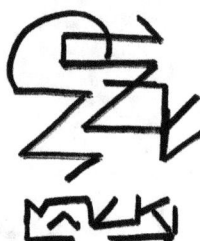

28. Sutulehunas

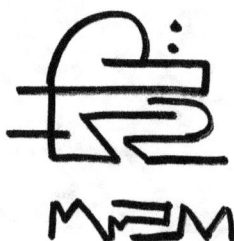

29. Verutbavelesvi

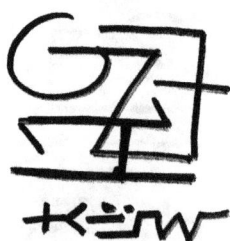

30. Karitmishba-el

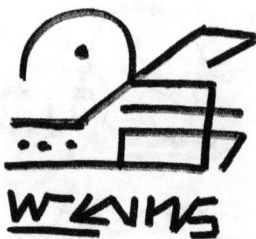

31. Otrunatskalva

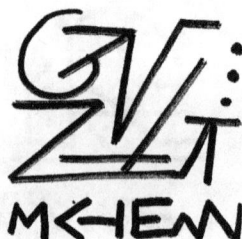

32. Ruchtavipa-hunat

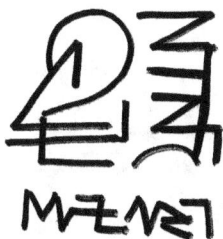

33. Kirasat-esalvi

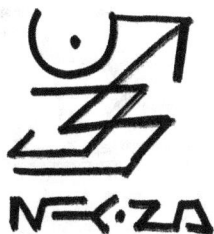

34. Sutelniserat

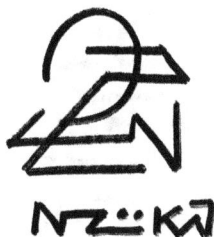

35. Kirabrutuhel

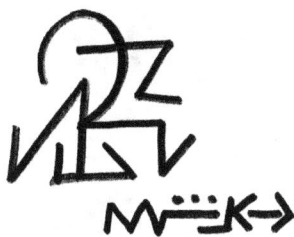

36. Nisabilevechvi

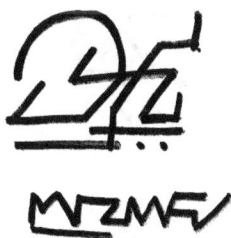

37. Arstapla-uhat

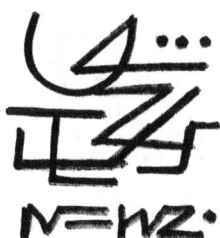

38. Vrusekba-esetu

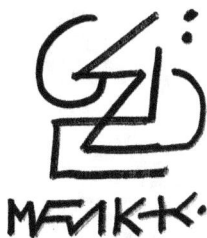

39. Trinimire-u-anat

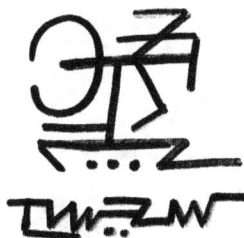

40. Keserut-aresta

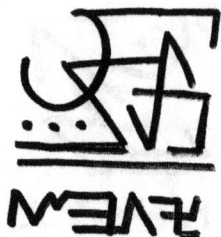

41. Vrutrubarus-esta

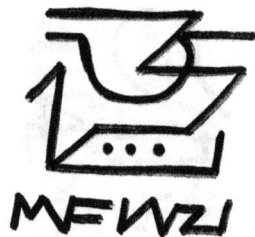

42. Kaarch-urasbi

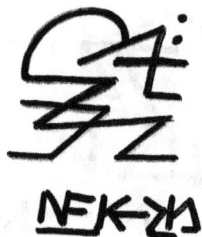

43. Sihasklava

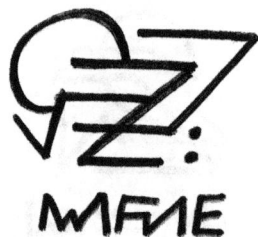

44. Erkba-usenetvi

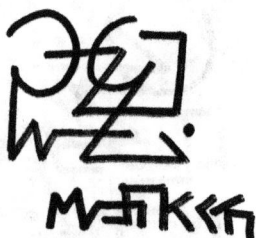

45. Kira-sivelvru

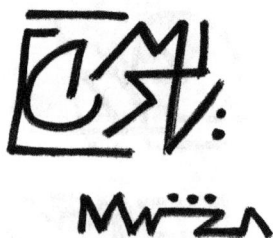

46. Isel-iselka-uha

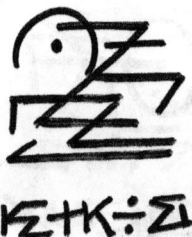

47. Nusbararut-uklave

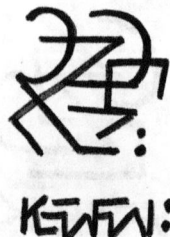

48. Kuritmistu-vibrat

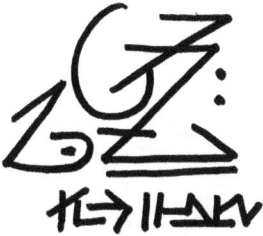

49. Arathurspaklavit

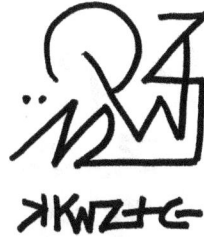

50. Arutprevitprahur

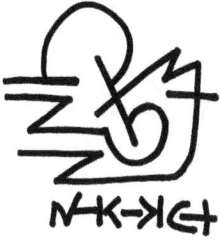

51. Kununisarsta

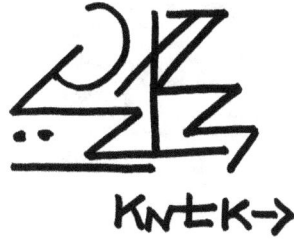

52. Virenimespahur

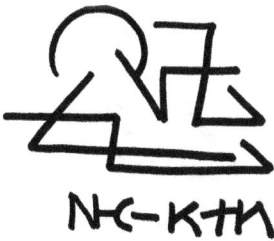

53. Archarnot

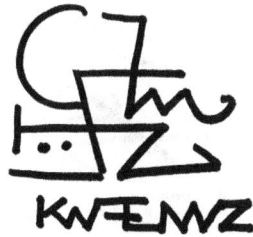

54. Vilshpaver

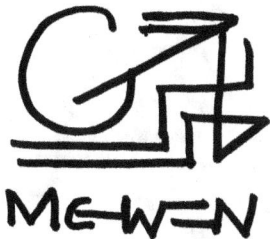

55. Useta-minaruch

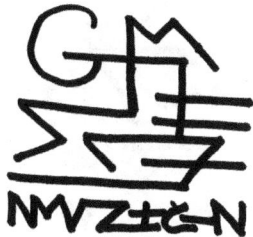

56. Harasut-ekleva

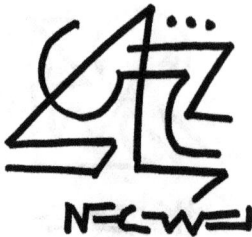

57. Urchbarut-harestu

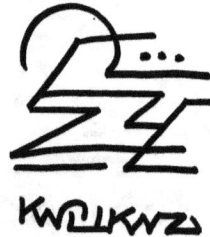

58. Nesaretvibarish

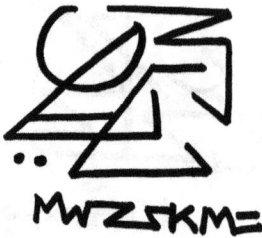

59. Usutu-hesklave

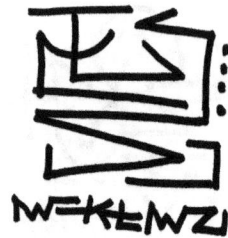

60. Erklevibrasiva-el

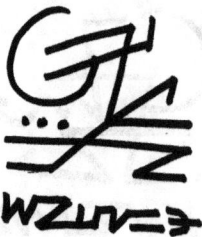

61. Arknipribasuvael

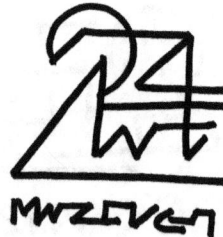

62. Esete-mishavi

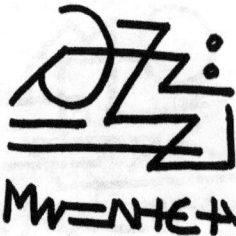

63. Nisitrananuspavel

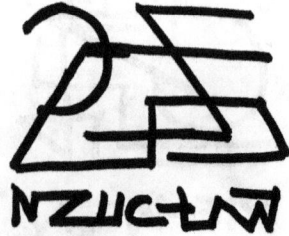

64. Uklevisa-usba-el

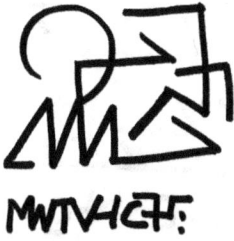

65. Uhuvrasut-ekenechvi-vavru

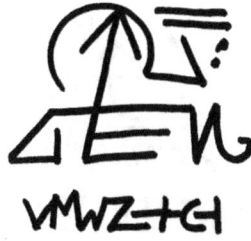

66. Asabitvaret

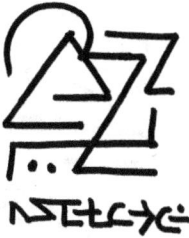

67. Kuhele-ustrava

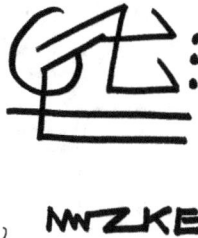

68. Kese-usalava

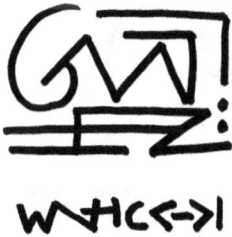

69. Husalnanetkleva

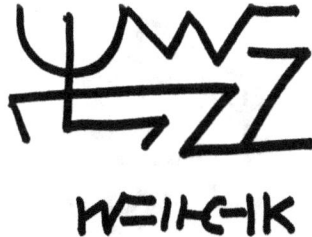

70. Ruchperpranavishper

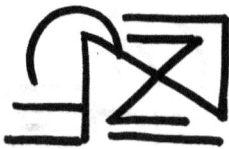

71. Nuselvevarabi

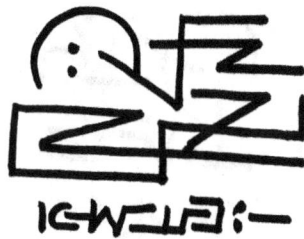

72. Aktrahanesetu

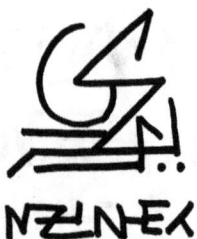

73. Ruchtrerig-ashva

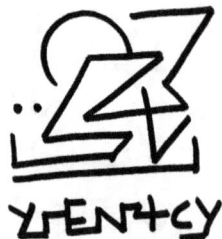

74. Oselena-skavir

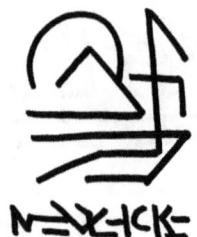

75. Utrekverbitvranu

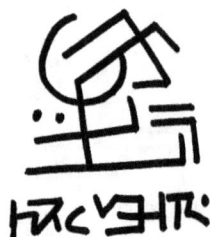

76. Kirsprahu

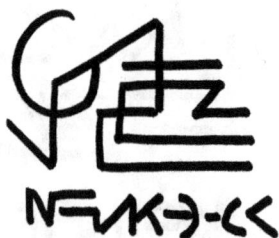

77. Sitklevrenavu

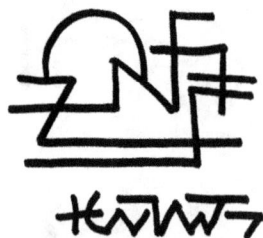

78. Uskeleperenu

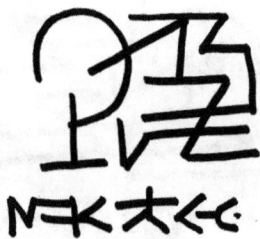

79. Aktrabar-rutvavi

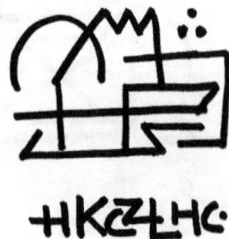

80. Petribarprevu

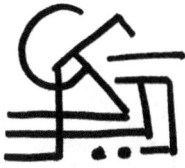

81. Arekstavar-aresni

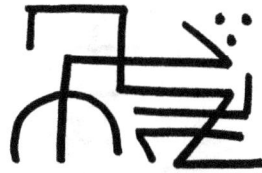

82. Husetminur-haresbi

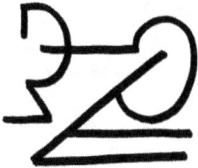

83. Eklevibretsalvavu

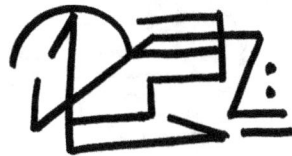

84. Archpa-minurparvet

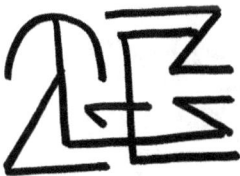

85. Lispera-unesvi

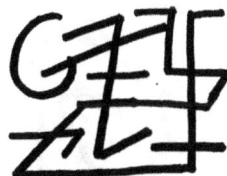

86. Rikpertresubar

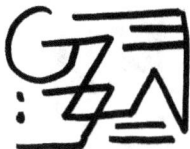

87. Iselvri-isevechvi

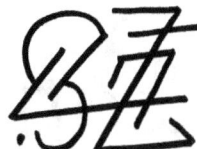

88. Niset-arusprehit

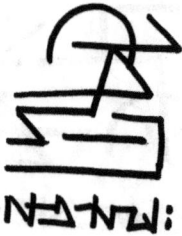

89. Kiranut-useltra

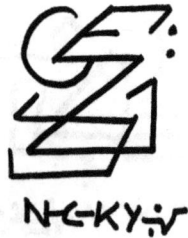

90. Viselvu-nisbaret

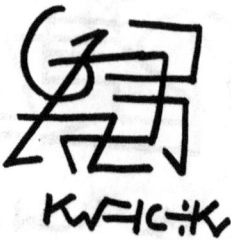

91. Kelhe-etrevibareru

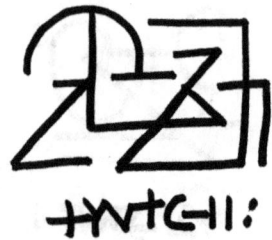

92. Nachpa-blavushvi

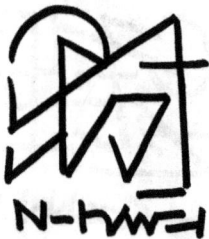

93. Arusparva-kererut

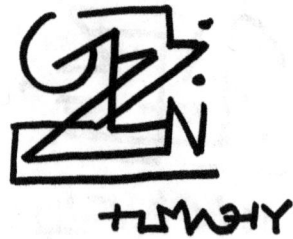

94. Haris-esklavu

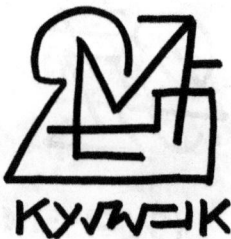

95. Suthit-arsevrunu

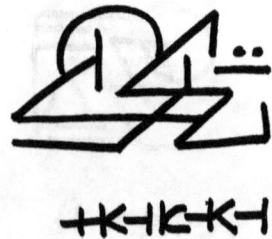

96. Viblik-aretvrenut

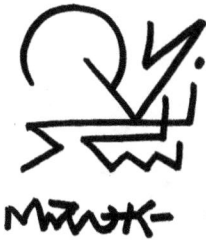

97. Sutvaa-arsekla

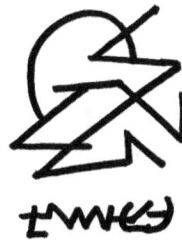

98. Etsilbihar-nursta

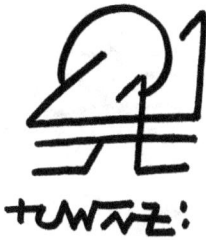

99. Karuchpaher-uset

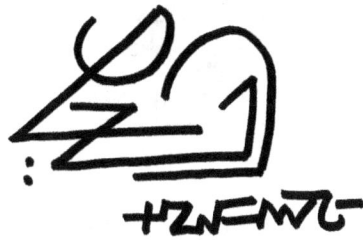

100. Klivabrahutspanu

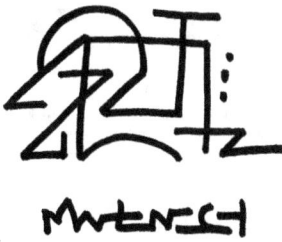

101. Esetepirahet

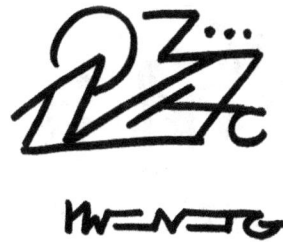

102. Viripamichba-er

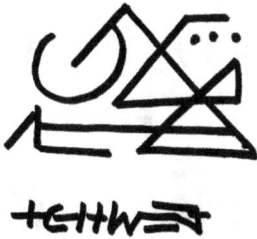

103. Kassabi-unaset

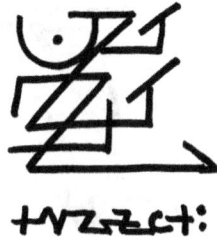

104. Vibri-unar-sklava

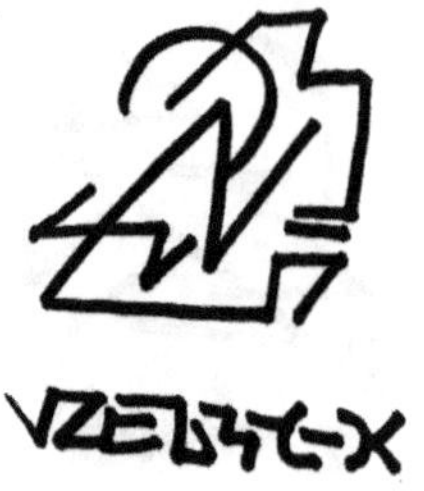

105. Situmisanesparhu

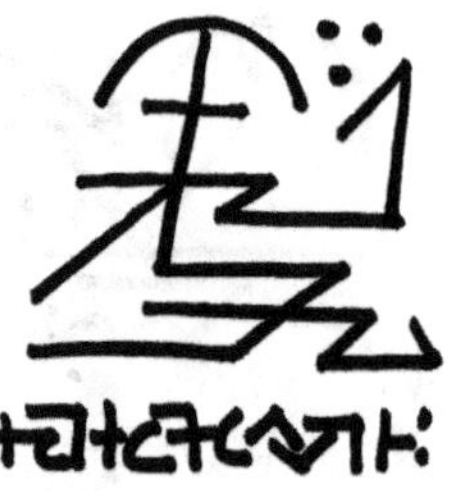

106. Viblesaraskranit

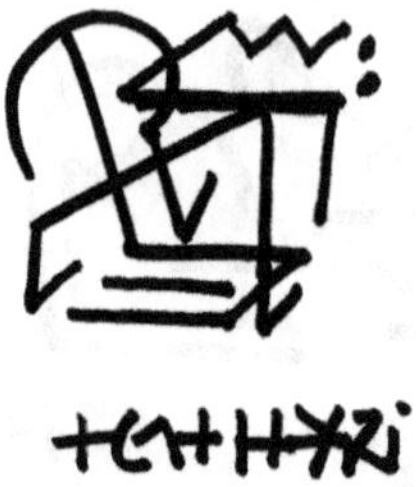

107. Usatblanich-serut

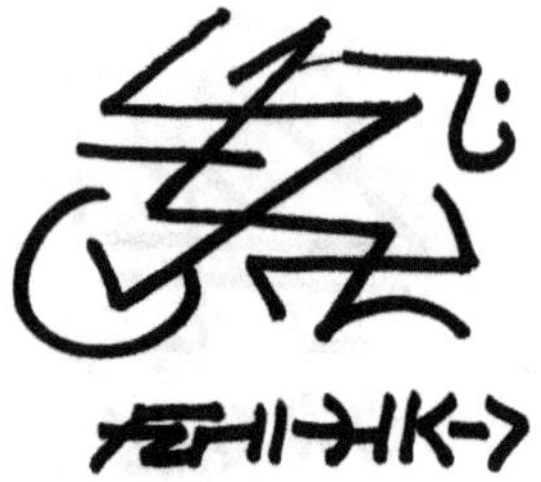

108. Arska-ekletvibrat

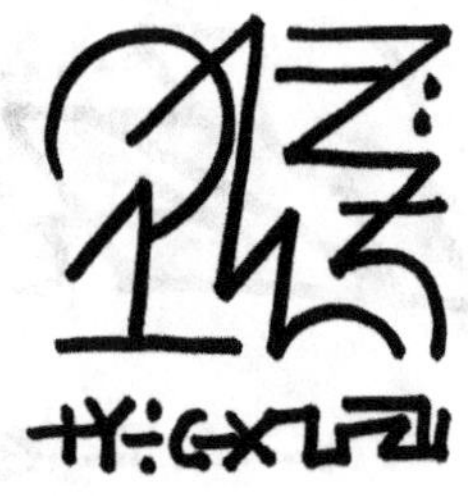

109. Iseta-nachsparut

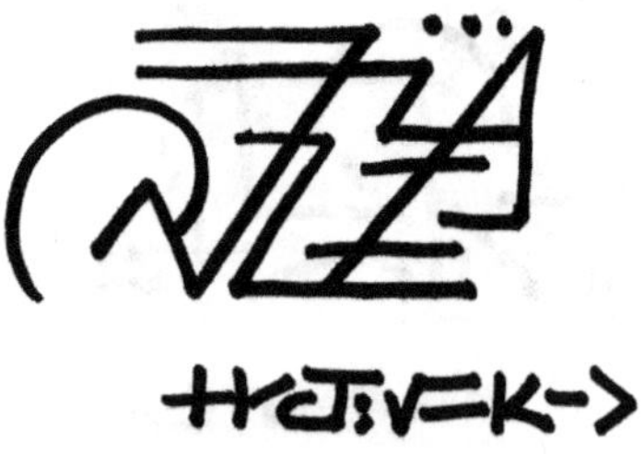

110. Ukluvris-aranasut

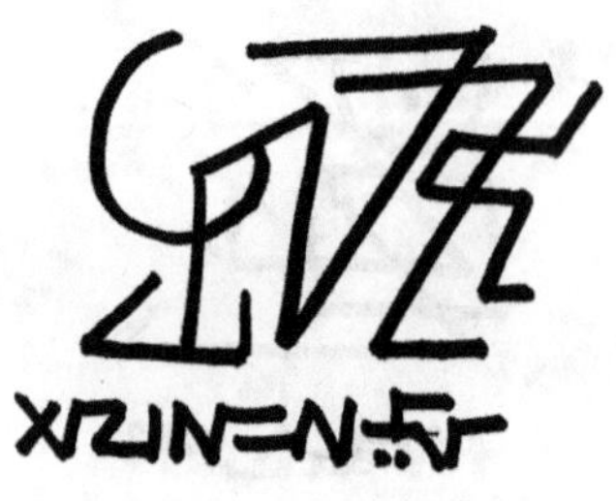

111. Eseteprahut-arsta

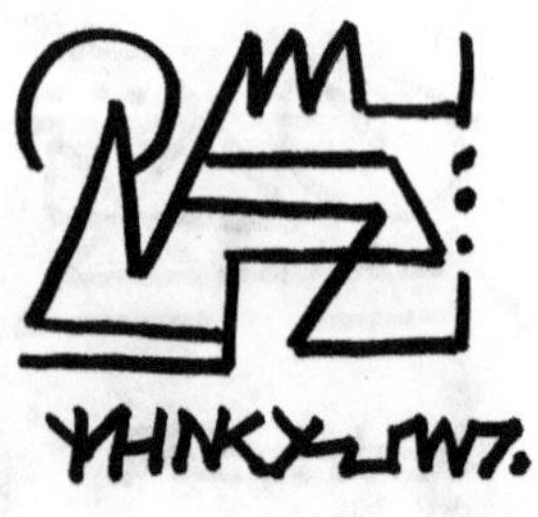

112. Vilinisperut-ukle

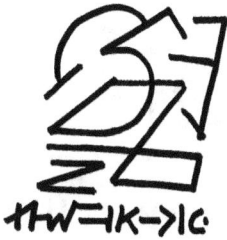

113. Kaalanat-uset

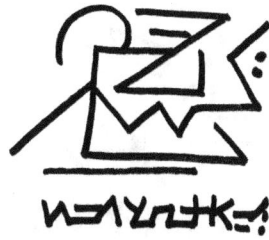

114. Etre-minis-verspa

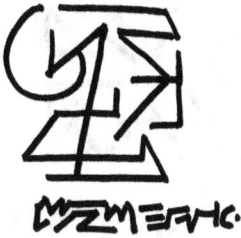

115. Kuhut-alerklesbi

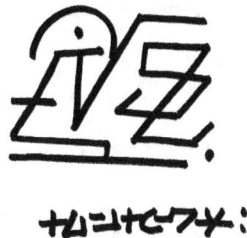

116. Archpa-isetnut

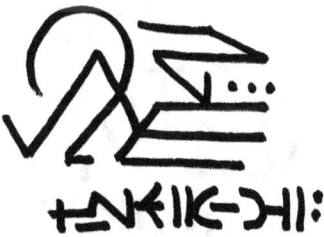

117. Hutre-viliset

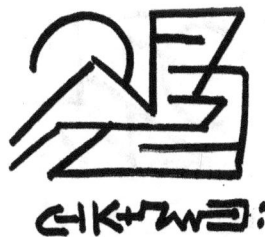

118. Eskle-minirus

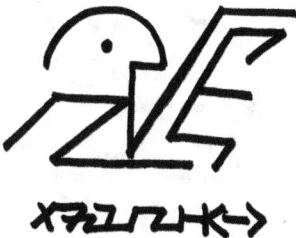

119. Urutrakve-irespa

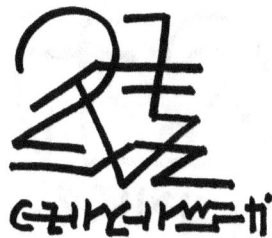

120. Uharanatve-vilevis

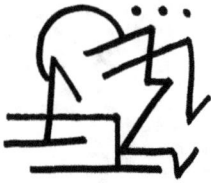

121. Usanandabi

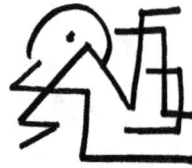

122. Ekselvrivar

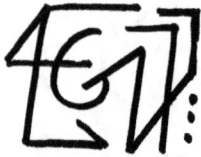

123. Aknaspraruspleha

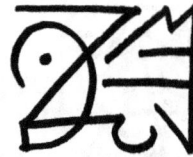

124. Utunasvevrubahar

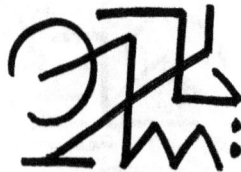

125. Archnitvrevasusklar

126. Perenut-vrehasversklu

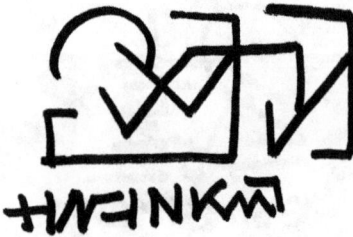

127. Kelsat-plahuranes

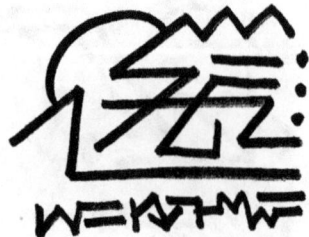

128. Vivarek-minestra

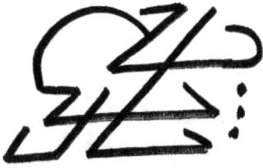

129. Usaba-vibelestu

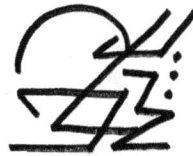

130. Asanahuspeva

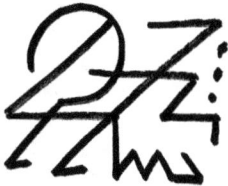

131. Kaarsabitekla

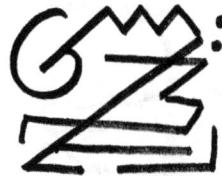

132. Vrubelelchnu-avi

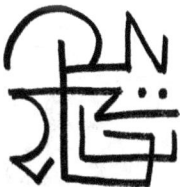

133. Velspa-urektrana

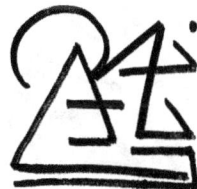

134. Mishpaplihenut

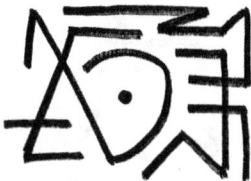

135. Ukle-viberestrevanu

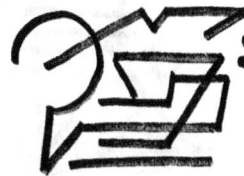

136. Asanahu

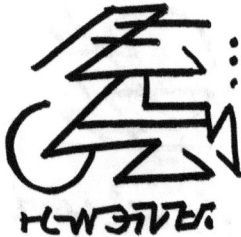

137. Plevi-avi

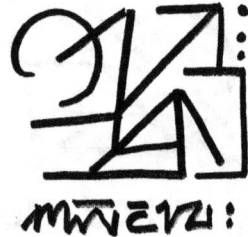

138. Haarechnesba-aleskla

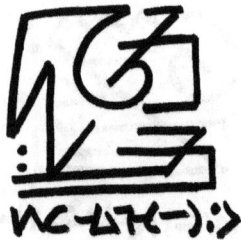

139. Sitinatvi-perere

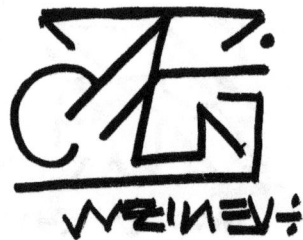

140. Iktranu-speklu-aha

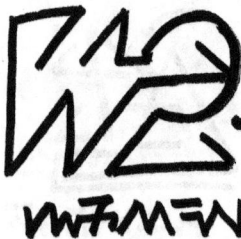

141. Avanet-hilsba

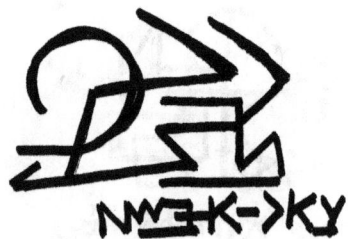

142. Usekparuspa-ekleva

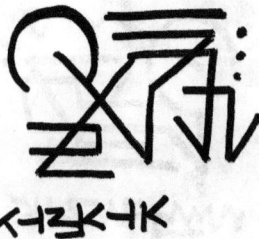

143. Visarat-minechvires

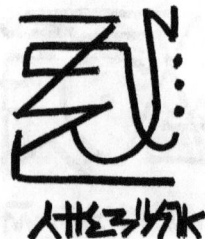

144. Kivaranut-preha

Overflodens 144 principper

1. Erkendelsen af, at al overflod er os selv der giver til os selv øger strømningen.
2. Strømningen af overflod er en illusion. Al adgang til overflod har altid væres vores.
3. Lad vores daglige mantra være: "Jeg er overflod."
4. At overveje modtagerens værd når der gives er det samme som at lukke sluserne til vores egen forsyning, for at nægte en anden er at nægte os selv.
5. At tænke på penge som en base er at glemme at alt der eksisterer er Det Ene Liv.
6. Illusionen om forhold er en leg skabt for fornøjelsens skyld. Penge er en menneskabt leg inde i en leg og bør også være for fornøjelsens skyld.
7. Overflod er at leve i ynde med de midler man har. Det har intet at gøre med hvor meget man ejer eller tjener.
8. Når man tror at penge skal tjenes, mindskes muligheden for, at de kan komme fra andre kilder.
9. At behandle sig selv med omsorg og respekt er det første skridt mod et liv i overflod.
10. Den sande valuta i et liv i overflod er elegance og ynde født af selvrespekt, og er tilgængelig for alle.
11. Behandl penge med respekt. Det er tråden der binder menneskenes samfund sammen.
12. Send en velsignelse med de penge du bruger, så de velsigner fiskeren såvel som embedsmanden.
13. Penge er samfundets menneskeskabte livsnerve. De cirkulerer og bringer dét du har sendt ud med dem tilbage til dig.
14. Når vi ser på vores finansressourcer som vores sikkerhedsnet, nægter vi at vores væsen er det der opretholder os.

15. Når penge bliver målestokken for vores præstationer, bliver ønsket om rigdom en besættelse.

16. At ønske at leve i overflod er lige så naturligt som for fisken at længes efter havet. Penge er blot en lille del af overflod.

17. Vær overdådig ved dig selv omkring de ting der bringer dig glæde. Bevidsthed hjælper os med at finde glæde i simple ting.

18. At fortryde tabet af ressourcer er at benægte at vi er skaberne af vores liv og kan skabe lige så meget overflod igen.

19. Nogle føler skyld over at have for meget og andre over at have for lidt. Skyldfølelse tilstopper overflodens årer.

20. Nogle lever for at anskaffe, andre anskaffer for at leve. I begge tilfælde er anskaffelse blevet et behov snarere end en glæde.

21. Som Det Ene Liv, er vi alting og der er intet at blive. Når vi stræber efter mere, fattiggør vi os selv.

22. Fjern nådesløst trossystemer som indoktrinerer statussymboler og opdigtede behov.

23. Den vægt som sammenligninger udgør hæmmer os i vores dans med livets overflod.

24. Sammenligninger vil enten få os til at føle os fattige over at have mindre eller føle skyld fordi vi tror vi har mere. Hver enkelt har manifesteret sit liv i guddommelig perfektion. Lad os ære dette.

25. Når vi ser fattigdom i en anden, ser vi en fattig del af os selv. Ret indvendigt det du ser udvendigt.

26. Når vi vil nedsætte prisen på det vi køber, nedsætter vi det vi kan tjene. Loven om kompensation dekrerer at livets betaling til os derfor også vil blive nedsat.

27. Spendér kun det du har så du ikke bliver slave af dysfunktionelle behov.

28. Budgetter blokerer for overflodens brusende strøm. Planlæg, men hold let på dine planer og forvent glædelige overraskelser.

29. Når du ønsker dig overflod, bed om alt i hele verden hvis det er det du vil have. Hvis dine ønsker ikke bliver opfyldt gør det ingenting – det var en præference, ikke et behov.

30. Stilstand i ressourcer kommer af rutiner. Lad livets eventyr udfolde sig på ny i dit liv dagligt.

31. Hvis du ønsker der skal komme strømning i dit liv så lad være at hamstre. Donér det du ikke bruger og smid rod ud.

32. Betragt dig selv som en forvalter af dine ejendele. Behandl dem med respekt og reparér frem for at erstatte, så vidt muligt.

33. Dem der grådigt tager, berøver både sig selv og andre.

34. At tage ressourcer for givet udtømmer dem. Alt svinder ind når utaknemmelighed er til stede.

35. Når vores indstilling er: "Hvad er det meste jeg kan få ud af dette?" opstår der mangel. Lad indstillingen til mad være en nydelse frem for en jagt efter næring.

36. Når vi lytter til vores indre rytme bliver vores liv frugtbare. Knaphed opstår når vi ikke lytter til vores hjertes sang.

37. Tab af ejendele ses af nogle som svarende til tab af liv. Ofte er det en katalysator for ny vitalitet og en dybere tilværelse.

38. En enkel tilværelse er ikke mere oplyst end en kompleks tilværelse. Den enkle fjerner blot fristelsen ved at vores ejendele kommer til at besidde os.

39. Find de sande glæder i livet. Dem der har mistet kontakten med hvad der bringer dem glæde, finder erstatning i købte goder.

40. Lev livet som et kunstværk. Lad en holdning af elegant kreativitet præge din økonomi.

41. Mal livet med store penselstrøg uden at glemme detaljerne. På samme måde med dine finanser hvor små udslip kan dræne dine ressourcer.

42. Vid, at tider med knaphed blot er en omgruppering der afslører hvad der virkelig betyder noget.

43. Når ressourcerne er knappe så lad innovationen blomstre. Dette kan i sig selv være en form for kreativitet der kan deles med andre.

44. Modgang kan lære os og vores familie mere end flere års velstand hvis vi med entusiasme tager udfordringen op.

45. Livet kan ikke tage fra os uden at kompensere for det. Der kan ikke laves et hul i havet. Hold øje med med nye områder med overflod.

46. Når vi beder om det vi ønsker mens vi værdsætter det vi har, lever vi loven om overflods stærkeste princip.

47. Hvert familiemedlem har en trigger af fattigdomsbevidsthed. Husmoderen har muligvis behov for et lager af dåsemad for at føle hun har overflod. Ær så vidt muligt disse triggere.

48. Vi lever i et samfund der lokker os i gæld. Undgå dette vanvid så vidt muligt. Spar op først og spendér bagefter. Det største aktiv du har er din frihed.

49. Ikke alene er gæld en form for slaveri, den er også med til at skabe den usunde situation, at selv den mad man spiser eller det tøj man bærer, er ejet af banken.

50. Hvordan reducerer vi en gældsbyrde? Søg professionel hjælp og som i enhver lang proces, tag et skridt ad gangen.

51. Alle former for afhængighed kommer af, at man har forladt sig selv. Afhængighed af forbrug er ikke anderledes. Et balanceret forbrug er resultatet af en balanceret tilværelse.

52. Den økonomiske dynamik i en familie angiver strømningen af kraft. Hvor aktiver og penge sidder fast, dér sidder kraften også fast.

53. Penge er krystalliseret magt og her gælder samme regler. Når de hamstres, konspirerer universet for at fjerne dem igen.
54. Livets frugtbarhed aftager når der er egoisme til stede. At give af sig selv spontant skaber et miljø der blomstrer.
55. Når livet bliver opslugt af pligt, føler hjertet sig berøvet. Livet bliver fattigere. Ingen penge kan kompensere for det.
56. Forestil dig nøje hvad du ønsker at manifestere. Vend tilbage til det flere gange om dagen og tilføj flere detaljer. Se det som om det allerede findes.
57. Brug penge som et eksempel. Når du giver en mønt til en person i nød, giv den med din intention til alle der er i nød.
58. Behandl penge som krystalliseret magt og med din intention giv kraft til det du bruger penge på. Skatter skaber faciliteter der forbedrer samfundet, forestil dig dette.
59. Det monetære system har falsk værdi idet det foregiver at papir er værdifuldt. Det er nødt til at udvikle sig til et bytte-handelssystem og videre derefter.
60. Det endelige mål for udviklingen af det monetære system er, at vi tilbyder varer eller ydelser til hvad de reelt er værd for os i samhandelen – et frivilligt handelssystem.
61. Udviklingen til et byttehandelssystem og frivillige handels-systemer skal begynde med os – også selvom det er et skridt ad gangen.
62. Fremtidens samfund vil fungere fra et tillidssystem hvor alle tilbyder deres produkter og ydelser og tager hvad de behøver.
63. Sparsommelighed har intet at gøre med hvor mange penge vi bruger. Det handler derimod om, hvor meget vi til perfektion nægter at bruge energi på modstand på livet og på at deltage i folks dysfunktionelle spil.
64. Når vi arbejder med glæde og yder vores bedste, bliver slid og slæb for at tjene til dagen til et arbejde af kærlighed og kreativitet.

65. Send velsignelser med dit arbejde så frugten af dit arbejde får større værdi og efterlader universet i din gæld.

66. En produktionslinje kan blive til et mantra når vores attitude tilbyder frivillig tjeneste til alt liv.

67. Anerkend med dyb taknemmelighed dem der tjener dig og livet vil støtte dig.

68. Tilbyd det højeste og ikke det mindste du kan i livets transaktioner. Ellers efterlader du dig selv i livets gæld.

69. Omgiv dig med dem, der ligesom dig, søger at give mest muligt – således støttes du af vindere.

70. Undgå dem der søger at få mest muligt – således undgår du at blive tynget af parasitter.

71. Der er dem der søger at mindske dine ressourcer, og dem der søger at drage fordel af dem. Ingen af dem tror på, at de kan opnå noget gennem deres egen indsats.

72. At muliggøre for andre at se dig som deres kreditkilde, er at hæmme deres egen kraft og at give dig en fejlagtig følelse af retfærdiggørelse.

73. Når du giver til en anden, overvej omfanget af personens behov. Personen kan have brug for en kompetence, at blive sat i kontakt med en instans eller måske have behov for at kunne betale sin husleje. Overvej derefter din evne til at give.

74. Giv, og du vil modtage. Den der generøst giver, åbner sluserne til den kosmiske forsyning.

75. Når familier er blevet understøttet af gældsstrukturer er en økonomisk justering nødvendig. Substans er nødt til at erstatte en sådan tomhed.

76. For larven i puppen, synes dens forvandling katastrofal. Det finansielle system er også nødt til at forvandles.

77. Styrk ikke finansielle dommedagsprofetier ved at give dem din opmærksomhed. Forbered dig på det værste og forvent det bedste.

78. Hav tillid til menneskets modstandsdygtighed og opfindsomhed og hav tro på at den ene giver en hjælpende hånd til den anden for at finde vejen ud af en global krise.

79. Lad genrejsningen fra økonomiske tilbageskridt blive en familieaffære, så børn kan lære hvordan man glædeligt og optimistisk tilpasser sig livets omvæltninger.

80. Livet præsenterer dagligt døre for dig der kan bankes på. Vær opmærksom på disse mange muligheder. Nogle døre åbner muligvis, andre åbner ikke, men sørg for at banke!

81. Hold ikke dig selv tilbage fra at banke på døre fordi du ikke ved om du ønsker at træde ind. Storartede overraskelser kan vente dig på den anden side.

82. I stedet for at bruge energi på at skyde skyld, bruger vindere deres energi på at realisere. Dette giver livet mulighed for at blive dig kvit ved at kompensere dig.

83. Fiasko er ikke mangel på succes, men det er det til gengæld at være bange for at forsøge.

84. At måle vores succes på vores besiddelser, er at være slave af sociale dogmer.

85. Selvmedlidenhed skaber en nedadgående spiral i vores omgivelser, da det vi fokuserer på forøges.

86. Selvhøjtidelighed der stammer fra tidligere bedrifter og stolthed over vores ejendele blokerer manifestationen af en endnu større fremtid.

87. Fleksibilitet er en nøglefaktor for succes under økonomisk udfordrende tider. Overvej midlertidige muligheder og flere job.

88. Administrering af tid er afgørende når efterspørgslen stiger. Lad din tilgang være disciplineret og struktureret så du efterlader tid til dine elskede.

89. Jorden lider under vægten af affald der stammer fra forarbejdede fødevarer. En venden tilbage til ubehandlet kost er ikke kun en økonomisk gevinst, det er samtidig en venden tilbage til en bevidst tilværelse.

90. Videnskabsmænd har opdaget, at det vi kommer i jorden får vi tilbage. Ved at dyrke frodige haver, genskaber jorden vores frodige overflod.

91. Ved at afskærme os selv fra naturen, glemmer vi sunde værdier og bliver fortabt i blind materialisme.

92. Når vi ved at jorden er vores forsyningskilde og vores væsen vores opretholdelse har vi skabt grundlaget for velstand.

93. Se på penge som kærlighed. Giv frit hvor du kan og det vil returnere frit.

94. Ville du forhandle med din kærlighed og give så lidt som muligt? Hvorfor vil du så forhandle og holde dine penge tilbage?

95. Når vi tillader os selv at betale overpris forklædt som sofistikeret mode støtter vi den selvhøjtidelige udnyttelse af samfundet.

96. Når du udfører dit arbejde med et glad hjerte som en tjeneste til livet, bliver du en årsag frem for en virkning.

97. Alle der har opnået succes, ved at de skriver manuskriptet til deres livs stykke. Når de ser sig selv som rige, bliver de det.

98. Når vi tager tid til at leve dybt og meningsfuldt, ved f.eks. at se solopgangen kender vi vores glæde. Vores glæde er vejlederen for vores valg.

99. Når vi lever et fuldt ud bevidst liv med sunde værdier bringer det substans til vores bestræbelser. Sjælløs aktivitet er tom og understøtter ikke overflod

100. Lad ikke dit arbejde diktere tempoet i dit liv. Afsæt tidslommer hvor du tager dig af dets krav. Således bliver arbejdet ikke herren og du slaven.

101. Hverken overflod eller fattigdom eksisterer i Det Ene Liv. Når vi ved dette er vi frie.

102. Når vi ser fattigdom hos en anden benægter vi at kosmos kompenserer for alle tilsyneladende tab.

103. Grådighed kommer af at se ressourcer som begrænsede, som kommer af at leve et liv med begrænsninger.

104. Hvis der er kreativitet, glæde, lidenskab og kvalitet der kommer til udtryk er det ligegyldigt hvor mange timer du arbejder – arbejdet er gået fra at være en pligt til en fornøjelse.

105. Skab et hjem, ikke et hus – et sted hvor det Guddommelige hos dem der bor i det, æres.

106. Husførelse bør betragtes som en tilbedelse gennem tjeneste.

107. Skab, så vidt det er muligt, en tilværelse og et arbejdsmiljø der ærer livet og betragter det som helligt.

108. Tolerance og respekt for andre betyder ikke at du bør tillade respektløshed i det hellige rum hvor du bor og arbejder.

109. Der findes ikke en slags arbejde der er mere vigtig end nogen anden, når alt bliver gjort med kærlighed som lægges på livets alter.

110. Mange mener at konkurs er uacceptabelt og umoralsk, da enorme mængder af penge blev brugt til at pådrage sig gælden i første omgang.

111. At nægte at erklære sig konkurs mens man befrier sig fra gæld på andre måder er umuligt – det er som møl der nægter at forlade spindelvævet på 'moralsk grundlag'.

112. Når vi lærer vores lektier gentager livet ikke vores modgang. Livet er et eventyr af indsigt, ikke en streng lærer.

113. Karmiske følger af gæld findes ikke da tid ikke eksisterer og i Det Ene Liv er gæld en illusion.

114. Skyldfølelse over en pådraget gæld blokerer den fremtidige tilstrømning. Enhver positiv forandring kræver en accept af nutiden.

115. Mennesket repræsenterer på mikrokosmisk plan den gæld Skabelsen har ophobet ved at udnytte Den Uendeliges ressourcer da den kosmiske forsyning blev begrænset.

116. Overflod kræver ikke kun strømning af generøsitet men også tilbageholdelse. At tillade affald og spild er som at bevare overflod i en si.

117. De der trives i hårde økonomiske tider, er dem der finder kreative løsninger frem for at fokusere på problemerne

118. Når finansielle systemer svigter os, hjælper det sjældent at lede efter løsninger inden for dette mislykkede system. Tænk ud af boksen.

119. Redefinér overflod så det betyder at du har alt hvad du har brug for og ikke at du har brug for alt hvad du har. De fleste tror fejlagtigt at overflod er overdådigt overforbrug.

120. Dine ejendele er under din forvaltning. Reparér frem for at kassere, så affaldsdyngerne på jorden formindskes.

121. Hjælp hvor du kan, men føl ikke skyld over at have mens andre ikke har. Ensartethed kvæler et samfunds udvikling.

122. Uanset hvad du tidligere har manifesteret, er dit væsen i stand til at gentage det eller forbedre det. Lev i håb og uden fortrydelse.

123. For at skabe et nyt paradigme i dit liv, så forenkl det således at de livsbekræftende aspekter af det kan afsløre sig selv.

124. Sjælen retfærdiggør sine overdrivelser og tilfredsstillelser gennem selvmedlidenhed. Udryd selvmedlidenhed ubarmhjertigt – det tilslører sandhed.

125. Selvmedlidenhed søger uden for selvet for at blive reddet. Selvansvarlighed finder en løsning.

126. Forenkl dit liv ved at bruge råvarer frem for forbehandlet mad – det kræver mere tid men det reducerer affald og udgifter.

127. Ved at reducere vores besiddelser finder vi værdsættelse for det vi har. Når vi altid kigger mod horisonten efterlades det omkringliggende landskab upåskønnet.

128. Tro på livets frodighed og kræv den som din egen ved at leve generøst og ved at undgå at hamstre.

129. Brug ikke penge som en erstatning for at give af dig selv. Det skaber en ubalance af mangel hos dig såvel som hos andre.

130. Principper af overflod læres først i hjertet. Når vi giver med glæde fordobles vores ressourcer.

131. Når vi tillader andre at tage fra os og plyndre vores tid og ressourcer, forhindrer vi dem i at udrette på egen hånd.

132. Store erhverv og institutioner er skabt med det formål at leve af andres udrettelser og ulykke. Omgiv dig med dem der tror på deres egen formåen.

133. At tillade dem der fører deres eget liv uden succes, at administrere dele af dit, er lige så tåbeligt som at lade patienten forsøge at behandle lægen.

134. Døm ikke et langsomt tempo som værende mere prisværdigt end et hurtigt. I tidløshed eksisterer hastighed ikke.

135. Fejr succes, men tag det ikke seriøst. Hverken succes eller fiasko eksisterer når der blot findes Det Ene Liv i udfoldelse.

136. Succes og overflod er de eneste konstanter i livet. Vi kan enten vælge at slutte os til dem gennem overgivelse og tillid eller afskære os fra dem gennem modstand på livet.

137. Kontemplér med lovprisning overfloden af stjerner, snefnug og blomster. For det du fokuserer på, bliver du.

138. Vi lever i et ocean af overflod. Vi er kun begrænset af vores evne til at genkende hvad der er tilgængeligt.

139. Overflod er et bundløst hul når den defineres som forøgelse. Vi lever i elegant tilstrækkelighed når vi taknemmeligt anerkender at vi har alt hvad vi har brug for.

140. Selvtillid antager fejlagtigt at der skal skabes det der er brug for. Ydmyghed anerkender selvet som en kanal for evig tilstrømning.

141. Mange føler skyld fordi de har mere, mens andre føler skyld fordi de har mindre. Der vil altid være skiftende områder i eksistensen hvor visse ressourcer er mere fremhævet end andre. En total udligning skaber middelmådighed.

142. Når visse ressourcer er fremhævet i en persons liv bliver andre mindre. Oplev med taknemmelighed hvor din rigdom befinder sig.

143. Når vi negligerer det feminine[7] i os selv, bliver vores evne til at modtage overflod formindsket og livet ligger øde hen.

144. Når du modtager og hamstrer, bliver du overflodens grav. Når du modtager og giver, bliver du overflodens livmoder.

---

7 Se gudinde-arketyperne i "Journey to the Heart of God".